MEIN ERSTES BABY

Alles, was Sie für Ihre erste Schwangerschaft wissen müssen. Der praktische, detaillierte Leitfaden von der Empfängnis bis zur Geburt und für die gesunde Entwicklung Ihres Babys

Emma Weber

Herzlichen Glückwunsch!

Meine erste Schwangerschaft: Ratgeber Woche für Woche.

Inhalt

Inklusive Bonus

Einleitung

Wenn Sie dieses Buch gekauft oder geschenkt bekommen haben, bedeutet das, dass Sie sich entschlossen haben, die wunderbare Reise der Mutterschaft anzutreten. Höchstwahrscheinlich haben Sie das Gefühl, dass Sie Sicherheit und Hilfe brauchen, um sich in dieser Welt zurechtzufinden, in der alles neu und unbekannt für Sie ist.

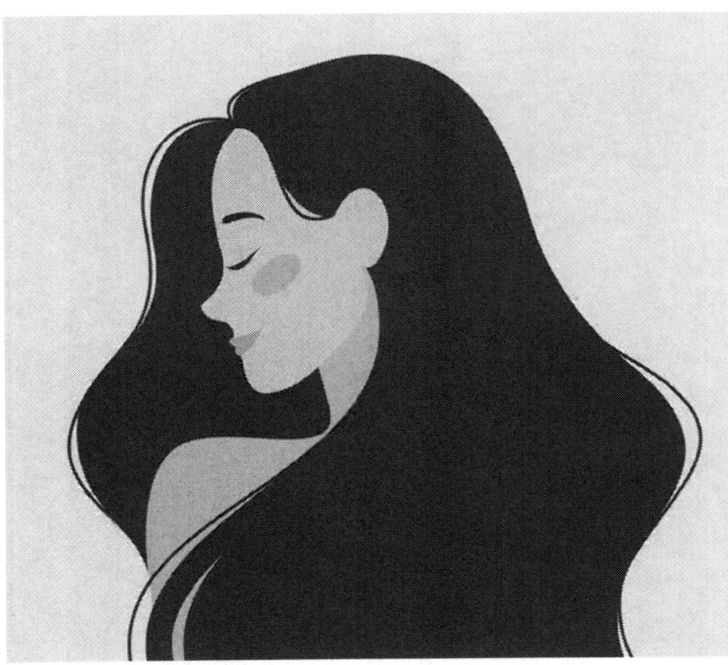

Heutzutage werden wir Frauen **mit einer unglaublichen Menge an Informationen über Schwangerschaft und**

Mutterschaft bombardiert. Informationen, die oft verharmlosend und unwissenschaftlich, widersprüchlich und nicht immer leicht zu durchschauen sind. All diese Verwirrung hilft Ihnen in einer so heiklen Zeit nicht.

Ganz gleich, ob Sie bereits schwanger sind, versuchen, schwanger zu werden, oder auch nur mit dem Gedanken spielen, ein Baby zu bekommen – ich hoffe, dieses Buch wird Ihnen dabei helfen, Ihre Zweifel an einer Schwangerschaft zu zerstreuen und Sie von Ihren Sorgen zu befreien.

Zunächst einmal sollten Sie wissen, dass es völlig normal ist, Zweifel und Ängste zu haben. Schließlich haben Sie gerade die wichtigste Entscheidung Ihres Lebens getroffen, nämlich ein Kind auf die Welt zu bringen. Daher möchte ich Sie zunächst beruhigen: Alle Ihre Ängste sind normal und verständlich.

Wahrscheinlich haben Sie Angst, Ihre Freiheit zu verlieren, oder Sie befürchten, dass Ihre Karriere ins Stocken gerät, oder Sie denken, dass Sie keine gute Mutter sein werden, dass Sie nicht in der Lage sein werden, Ihr Kind zu versorgen.

Ein Aspekt, der den meisten werdenden Müttern Sorgen bereitet, sind die Veränderungen in ihrem Körper, die Beschwerden während der Schwangerschaft, ganz zu schweigen von den Schrecken der Wehen und der Geburt!

Wir alle haben uns diese Gedanken gemacht, aber auch hier kann ich Ihnen versichern, dass die meisten Frauen eine gesunde Schwangerschaft ohne besondere Probleme erleben und dass viele Ihrer Ängste einfach auf einen Mangel an Informationen zurückzuführen sind.

Wenn Sie die Geduld haben, mir auf dieser Reise zu folgen, werde ich versuchen, Ihnen dabei zu helfen, Ihre erste Schwangerschaft auf bewusste und ruhige Weise zu erleben. Sind Sie bereit für das unglaublichste Abenteuer Ihres Lebens?

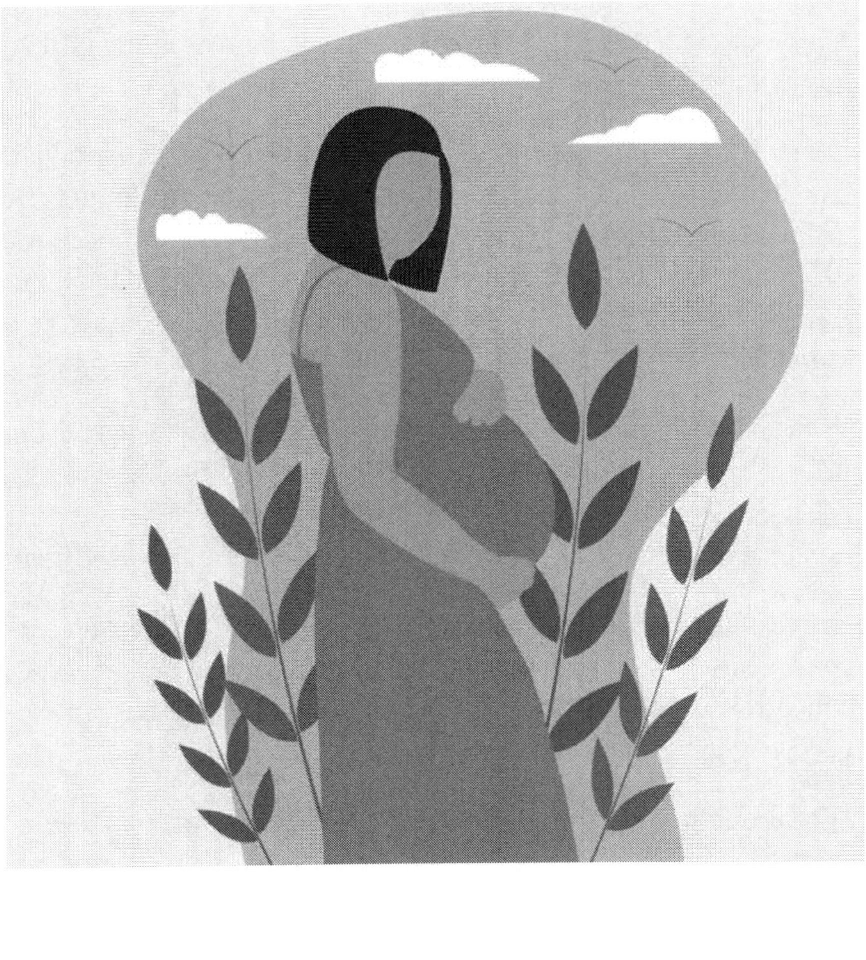

Teil eins: „Der richtige Start“

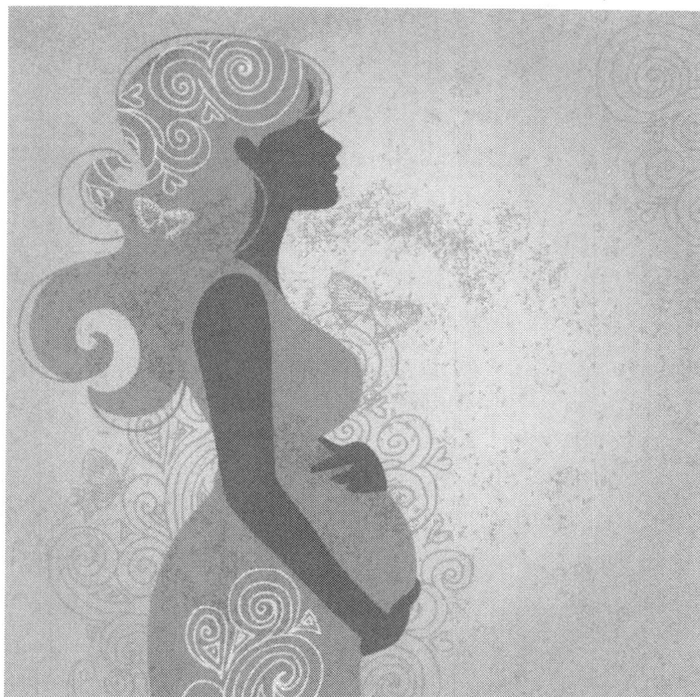

KAPITEL 1

Voruntersuchungen und ärztliche Untersuchung

Im Alter von 30 bis 35 Jahren kommt im Leben fast jeder Frau der Zeitpunkt, an dem die biologische Uhr zu ticken beginnt und Verwandte und Freunde ohne viel Feingefühl darauf hinweisen, dass das Alter fortschreitet und Kinder geplant werden sollten; es ist der Zeitpunkt, an dem man überall auf der Straße, in Geschäften und im Fernsehen schwangere Frauen sieht, ganz zu schweigen von den Freundinnen, die fast alle schon Mütter sind.

Also denken auch Sie: Es ist an der Zeit, ein Kind zu bekommen. Alle um Sie herum scheinen mit Leichtigkeit eine Familie gründen zu können, aber Sie haben Angst, dass es Ihnen nicht gelingen wird. Sie befürchten, dass Sie und Ihr Partner Probleme mit der Fruchtbarkeit haben könnten. Wenn Sie seit mehr als 12 Monaten erfolglos versuchen, ein Kind zu bekommen, würde ich Ihnen natürlich raten, einen Spezialisten aufzusuchen, aber Sie sollten wissen, dass bei vielen Paaren Fruchtbarkeitsprobleme einfach auf Stress und Angst zurückzuführen sind.

Um die Schwangerschaft in aller Ruhe erleben zu können, hilft uns die Wissenschaft mit einer Reihe von Untersuchungen vor der Empfängnis, die durchgeführt werden sollten, sobald Sie eine Schwangerschaft planen. Als ersten Schritt sollten Sie sich von Ihrem Arzt untersuchen lassen und mit

Ihnen und Ihrem Partner Ihre Krankengeschichte rekonstruieren, um herauszufinden, ob es genetische Krankheiten oder Krankheiten gibt, die in Ihrer Familie häufig auftreten. Der Arzt wird Ihnen diese Analysen dann verschreiben:

Pap-Test: Zunächst einmal ist es sinnvoll, einen Pap-Test durchzuführen, um auf eventuelle Ungereimtheiten zu reagieren, bevor eine Schwangerschaft eintritt.

Hormonelle Untersuchungen: Bei den Untersuchungen vor der Empfängnis spielen Tests zur Bestimmung von FSH und LH, den Hypophysenhormonen, die den Menstruationszyklus steuern, sowie des Östrogen- und Progesteronspiegels eine wichtige Rolle. Eine AMH-Kontrolle (Anti-Mullerian-Hormon) zur Beurteilung der ovariellen Reserve ist ebenfalls sinnvoll. Ihr Partner kann sich einem Spermiogramm unterziehen, d. h. einem Spermiogramm mit Analyse der Struktur und Funktion der Spermien.

Blut- und Urinuntersuchungen: Es ist ratsam, ein vollständiges Blutbild zu erstellen und auch den Blutzucker, die Schilddrüsenfunktion (TSH) und das mögliche Vorhandensein von HIV und HCV (Hepatitis C) zu überprüfen.

Analyse des Infektionsbildes: Auch hier kann durch Blutuntersuchungen das Infektionsbild analysiert werden, um zu prüfen, ob man gegen Röteln (Röteltest) und Toxoplasmose immun ist, Krankheiten, die, wenn man sich während der Schwangerschaft ansteckt, zu schweren Problemen für das ungeborene Kind führen können.

Diese Tests werden dann während der Schwangerschaft wiederholt. Wenn Sie nicht gegen Röteln immun sind, können Sie sich impfen lassen. Wenn Sie nicht an Toxoplasmose erkranken wollen, müssen Sie während der Schwangerschaft einige Vorsichtsmaßnahmen bei der Ernährung beachten (vermeiden Sie Wurst und rohes oder nicht ausreichend gegartes Fleisch und waschen Sie rohes Obst und Gemüse mit Bikarbonat oder einem Desinfektionsmittel für Lebensmittel).

Sobald Sie ihn über Ihren Kinderwunsch informiert haben, verschreibt Ihnen Ihr Gynäkologe **Folsäure**, die wichtigste Nahrungsergänzung in der Zeit vor der Empfängnis und im ersten Trimester der Schwangerschaft. Folsäure ist ein Vitamin der B-Gruppe, das für die Vorbeugung bestimmter Fehlbildungen, wie z. B. Spina bifida, unerlässlich ist.

Schließlich sollten Sie daran denken, dass Sie die Pille etwa drei Monate vor dem Versuch, schwanger zu werden, absetzen sollten, damit sich der Körper umstellen und die Eierstockaktivität wieder aufnehmen kann.

KAPITEL 2

Wie Sie eine gesunde und friedliche Schwangerschaft erleben

Nun ist es endlich soweit: Sie erwarten ein Baby! Zunächst möchte ich Sie beglückwünschen, denn das aufregendste und spannendste Abenteuer Ihres Lebens hat gerade begonnen! Die Schwangerschaft ist ein einzigartiger Moment im Leben einer Frau, aber auch eine der heikelsten Perioden. Während dieser neun Monate wird Ihr Körper von einer Menge Hormone bombardiert, die Ihre Stimmung beeinflussen und dafür sorgen, dass Sie sich „wie auf einer Achterbahn“ fühlen: In einem Moment sind Sie glücklich und im nächsten traurig, ohne zu wissen warum, oder Sie fallen in Angstzustände. Keine Sorge, durch diese Schwankungen müssen fast alle Frauen, und in diesem Kapitel werde ich versuchen, Ihnen Tipps und Informationen zu geben, damit Sie die neun Monate der Erwartung auf die gesündeste und gelassenste Weise erleben können.

2.1. Lebensstil

Wie wir wissen, sind eine gesunde Lebensweise und eine korrekte Ernährung in allen Lebensabschnitten eine gute Idee, aber in der Schwangerschaft, wenn wir für das in unserem Bauch heranwachsende Baby verantwortlich sind, gewinnen diese Dinge an grundlegender Bedeutung. Beginnen wir mit der Frage des Gewichts: Wenn Sie zum Zeitpunkt der Empfängnis ein normales Gewicht haben, werden Sie in der Schwangerschaft höchstwahrscheinlich weniger Probleme haben als jemand, der zu Beginn sehr über- oder untergewichtig ist. Außerdem ist es wichtig, während der neun Monate das richtige Gewicht zu halten, wobei die Gewichtszunahme zwischen 9 und maximal 16 Kilo liegen kann.

Eine übermäßige Gewichtszunahme kann sowohl für das Baby als auch für die Mutter zu Problemen führen (Gestose, Schwangerschaftsdiabetes, Frühgeburt). Unser Körper braucht in der Schwangerschaft den richtigen Treibstoff, um gut zu funktionieren und die Bedürfnisse des Babys zu befriedigen, ohne es jedoch zu übertreiben.

Wie Sie vielleicht wissen, ist der Spruch unserer Großmütter „Essen für zwei“ unbegründet und hat ausgedient: Eine Erhöhung der Kalorienzufuhr um 200 bis 300 Kalorien pro Tag reicht aus, um den Körper ausreichend mit Nährstoffen für das Wachstum Ihres Kindes zu versorgen.

Im Rahmen einer gesunden Lebensweise ist es von größter Bedeutung, sich richtig zu ernähren (mehr dazu im nächsten Abschnitt) und mindestens zwei Liter Wasser pro Tag zu trinken.

Eine Schwangerschaft kann auch ein guter Zeitpunkt sein, um Gewohnheiten abzulegen, von denen man weiß, dass sie falsch sind, man bisher aber nicht darauf verzichten konnte, wie z. B. Rauchen und übermäßiger Alkoholkonsum. Wenn Sie in diesen neun Monaten viel Alkohol konsumieren, verdoppeln Sie das Risiko einer Fehlgeburt und erhöhen die

Wahrscheinlichkeit, ein Kind mit Fehlbildungen zu bekommen.

Was das Rauchen betrifft, so kennen Sie bereits alle Schäden, die es verursachen kann. Aber jetzt, wo Sie ein Baby erwarten, sollten Sie auch wissen, dass Rauchen in der Schwangerschaft mit mehr Fehlgeburten, Frühgeburten und untergewichtigen Babys in Verbindung gebracht wird.

Ich wette, ich habe Sie davon überzeugt, aufzuhören! Um eine gesunde Schwangerschaft zu erleben, sollten Sie Ihren Koffeinkonsum auf etwa 200 Milligramm pro Tag beschränken, was zwei Tassen Espresso entspricht und eine Menge ist, die weder für die Mutter noch für das Kind schädlich ist.

2.2 Ernährung in der Schwangerschaft

In der Schwangerschaft beginnt die Gesundheit von Mutter und Kind mit der Ernährung. Der Fötus erhält seine Nährstoffe aus unserem Blut, weshalb die werdende Mutter auf eine gesunde, abwechslungsreiche und ausgewogene Ernährung achten muss. Wenn sich die Mutter richtig ernährt, erhält das Baby alle Nährstoffe, die es für eine gesunde Entwicklung und ein gesundes Wachstum braucht.

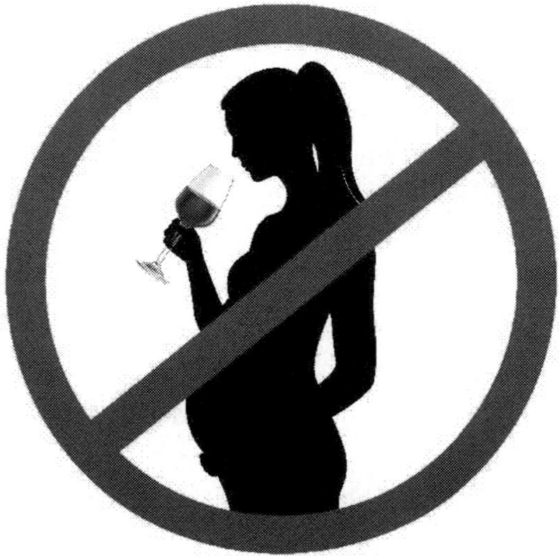

Ernährungsumstellung in der Schwangerschaft

Wenn Sie in den ersten Monaten unter Übelkeit leiden, werden Sie nicht an Essen denken, aber auch in diesem Fall sollten Sie mit Hilfe Ihres Arztes versuchen, eine Lösung zu finden, die für Sie und Ihr wachsendes Baby geeignet ist.

Ich weiß, dass Sie sich jetzt tausend Fragen stellen, wie Sie sich während der Schwangerschaft ernähren sollen:

„Kann ich Kaffee trinken? Ist es möglich, Sushi zu essen? Was ist mit rohem Schinken?“ Keine Sorge, während der Schwangerschaft ist es normal, dass man von tausend Zweifeln geplagt wird, was man essen und trinken darf.

Zunächst einmal sollten wir bedenken, dass sich sowohl die Ernährungsbedürfnisse als auch die hygienischen

Anforderungen an die Ernährung während der Schwangerschaft ändern, auch je nach Trimester, in dem wir uns befinden.

Wenn Sie im ersten Trimester unter der lästigen Übelkeit leiden, die für die Zeit typisch ist, ist es wahrscheinlich, dass Sie keinen großen Appetit haben und eine Abneigung gegen bestimmte Lebensmittel und Gerüche verspüren. Bei Übelkeit sollten Sie kleine, häufige Mahlzeiten zu sich nehmen, trockene Lebensmittel bevorzugen und, wenn Sie möchten, kleine Mengen an Ingwer verwenden.

Während des ersten Trimesters, aber generell während der gesamten Schwangerschaft, rate ich Ihnen, Ihrem persönlichen Appetit nachzugeben, ohne ihn zu erzwingen, und sich auf die Qualität der Lebensmittel zu konzentrieren, die Sie zu sich nehmen, anstatt auf die Menge. **Am Ende der Schwangerschaft** wird Ihr Magen durch andere Organe zusammengedrückt, und Sie werden höchstwahrscheinlich an Magenübersäuerung leiden, müde sein und wahrscheinlich wenig Lust zum Essen haben. **Im zweiten Trimester**, der zweifellos schönsten Zeit der Schwangerschaft, werden Sie mit Sicherheit Appetit haben und mit Genuss essen: In diesen drei Monaten laufen Sie Gefahr, zu viel Gewicht zuzulegen, also achten Sie darauf, dass Sie nicht „für zwei essen"!

Was man essen und was man vermeiden sollte

Lassen Sie uns damit beginnen, speziell darauf zu achten, was wir in dieser besonderen und komplexen Zeit in unserem Leben essen und was wir vermeiden sollten. Zunächst einmal möchte ich Sie daran erinnern, dass es während der Schwangerschaft absolut notwendig ist, längeres Fasten zu vermeiden, und dass es nicht ratsam ist, Mahlzeiten auszulassen.

Teilen Sie Ihren Tagesbedarf stattdessen in drei nahrhafte, aber leichte Mahlzeiten und zwei Zwischenmahlzeiten auf, eine am Vormittag und eine am Nachmittag.

Wir haben gesagt, dass die Ernährung während der Schwangerschaft abwechslungsreich, ausgewogen und nahrhaft sein muss; grünes Licht also für die Aufnahme von **Proteinen**, die tierischen (Fleisch, Fisch) oder pflanzlichen (Hülsenfrüchte, Getreide) Ursprungs sein können und die für den Aufbau des fötalen Gewebes sehr wichtig sind.

Es ist jedoch ratsam, quecksilberreiche Fische wie Makrele und Schwertfisch zu meiden und den Verzehr von Thunfisch einzuschränken. Ebenso wichtig: **Kohlenhydrate**, vorzugsweise aus Vollkorn, in Form von Nudeln, Reis, Müsli, Brot, **Ballaststoffen** (nützlich gegen Verstopfung!).

Obst und Gemüse, vorzugsweise in der Saison, sind wichtig, da sie reich an Vitaminen und Mineralstoffen sind. Gemüse und Obst sollten sorgfältig gewaschen werden, vorzugsweise mit einem Desinfektionsmittel für Lebensmittel oder Natriumbikarbonat.

Molkereiprodukte (pasteurisierte Milch, Joghurt, Parmesankäse), aber ohne Übertreibung. Denken Sie daran, dass neben Folsäure (über deren Bedeutung wir bereits gesprochen haben) auch der Bedarf an Kalzium und Eisen während der Schwangerschaft ansteigt, und dass eine abwechslungsreiche Ernährung dazu beiträgt, einen eventuellen Mangel an diesen Stoffen auszugleichen.

Vermeiden Sie diese Lebensmittel

Kommen wir nun zu den Lebensmitteln, die für eine gesunde Schwangerschaft am besten vermieden werden sollten:

Zunächst einmal ist es ratsam, den Verzehr von Einfachzucker und Fetten zu reduzieren und so genannte **„Junk"-Lebensmittel** und -Getränke zu meiden, d. h. **industrielle Lebensmittel**, die in der Regel künstlich verarbeitet werden. Andere Lebensmittel, die während der Schwangerschaft vermieden werden sollten, sind: rohes oder nicht durchgegartes Fleisch, roher Fisch, Wurstwaren, weicher/halbweicher oder Schimmelkäse, rohe Eier, rohe oder unpasteurisierte Milch.

Ratschläge für vegetarische Mütter

Was ist mit vegetarischen werdenden Müttern? Ist es möglich, sich während der Schwangerschaft vegetarisch zu ernähren? Ja, das ist möglich, aber nur mit der nötigen Vorsicht und unter ständiger Beobachtung durch einen Fachmann. Außerdem ist eine vegane Ernährung, d. h. eine Ernährung, die den Verzicht auf alle Elemente tierischen Ursprungs beinhaltet, während der Zeit der Schwangerschaft nicht zu empfehlen, während eine lakto-ovo-vegetarische Ernährung, bei der Fleisch und Fisch, nicht aber Milchprodukte und Eier weggelassen werden, aus ernährungswissenschaftlicher Sicht ausgewogener erscheint.

2.3 Wie man lernt, Stress und Sorgen in der Schwangerschaft zu bewältigen und zu reduzieren

Eine Schwangerschaft stellt eine große Belastung für den Körper dar, sowohl körperlich als auch seelisch, und es ist ganz normal, dass man in dieser Zeit Ängste und Sorgen hat. Die neun Monate der Schwangerschaft sind einzigartig und aufregend, aber aufgrund der körperlichen und hormonellen Umstellung fühlen Sie sich vielleicht müder und gestresster als sonst. Es gibt so viele Sorgen, die einem durch den Kopf gehen: die Gesundheit des Babys, der Zeitpunkt der Geburt, die Beziehung zu Ihrem Partner.

Alles ist ganz normal: Die erste Schwangerschaft ist schließlich neu und aufregend. Doch Vorsicht, denn übermäßiger Stress wirkt sich negativ auf Körper und Geist aus und kann sogar die Entwicklung des Kindes beeinträchtigen. Offenbar ist das Stresshormon Cortisol in der Lage, die Plazenta zu passieren, und wenn der Fötus während der Schwangerschaft hohen Cortisolwerten ausgesetzt ist, stellt dies einen möglichen Risikofaktor für die Entwicklung späterer Probleme dar. Kurzum, Stress und Angst müssen während der Schwangerschaft unter Kontrolle gehalten werden!

Denken Sie daran, dass der Fötus alle Emotionen der Mutter spürt: Es ist bekannt, dass die tiefe Bindung zwischen Mutter und Kind lange vor der Geburt entsteht Was also in den neun Monaten der Schwangerschaft geschieht, ist entscheidend für die Entwicklung des Kindes. Der Fötus empfindet Emotionen wie Wut, Angst und Zuneigung und beruhigt sich, wenn die Mutter entspannt ist. Mütterlicher Stress kann sein Nervensystem sogar negativ beeinflussen. Eine Möglichkeit, die Bindung zu dem Baby in Ihrem Bauch zu stärken, ist, ihm etwas vorzusingen, vielleicht ein Schlaflied. Ihre Stimme wird eine wohltuende Wirkung auf das Baby haben, es beruhigen und ihm das Gefühl geben, beschützt und getröstet zu werden.

Es gibt viele Möglichkeiten, mit Stress umzugehen. Im Folgenden schlage ich einige vor, die ich während meiner Schwangerschaft als besonders effektiv empfunden habe:

Sprechen Sie mit Familie, Freunden und Ihrem Arzt über Ihre Sorgen: Sie werden Ihnen helfen, die Realität aus der richtigen Perspektive zu sehen. Auch wenn Sie sich besonders müde und besorgt fühlen, sollten Sie sich nicht isolieren, sondern ihre Hilfe und Unterstützung annehmen. Und vergessen Sie nicht, mit dem Baby in Ihrem Bauch zu sprechen. Die Stimme ist ein wichtiger Teil des Kommunikationssystems zwischen Mutter und ungeborenem Kind; durch die Stimme wird eine sehr intime und private Interaktion zwischen Ihnen geschaffen.

Nehmen Sie sich Zeit für sich selbst: Lesen Sie ein Buch, sehen Sie einen Film, hören Sie Ihre Lieblingsmusik; nutzen Sie diese Momente, um sich zu entspannen und sich auf sich selbst zu konzentrieren. Insbesondere Musik ist ein sehr wirksames Mittel, um Stress und Ängste bei der werdenden Mutter abzubauen. Wenn Sie Musik hören, die Ihnen gefällt, regt Ihr Nervensystem die Produktion von Endorphinen an, die ein Gefühl der Entspannung und Gelassenheit vermitteln. Auch das Baby, das die Gefühle der Mutter spürt, profitiert von Ihrem Wohlbefinden.

Jüngste Studien bestätigen zudem, dass das Hören von Musik im Bauch der Mutter langfristig positive Auswirkungen auf das Gehirn des Babys hat. Es ist wichtig, dass die Musik, die Sie hören, nicht zu laut und nicht zu lebhaft ist, sondern entspannend; besonders empfehlenswert ist klassische Musik, und zu den bevorzugten Komponisten gehören Mozart und Vivaldi.

Betätigen Sie sich körperlich und/oder meditieren Sie: Körperliche Betätigung hilft, den Cortisolspiegel zu senken und sich zu entspannen (wir werden im nächsten Abschnitt näher darauf eingehen). Sind Sie neugierig auf

Meditation? Die Zeit der Schwangerschaft ist ein guter Zeitpunkt, um sich dieser Praxis zu nähern. Meditation kann sehr nützlich sein, um dem Stress und den Stimmungsschwankungen entgegenzuwirken, die für diese Zeit typisch sind, und um dem Baby, das Sie austragen, Gelassenheit und Liebe zu vermitteln.

Gehen Sie an der frischen Luft spazieren: Es mag wie ein trivialer Rat klingen, aber Sonnenlicht und der Kontakt mit der Natur sind gut für die Stimmung. Wenn Sie also traurig und besorgt sind, machen Sie einen schönen Spaziergang an der frischen Luft!

Natürlich beziehen wir uns in diesem Kapitel auf kleinere Probleme. Wenn Sie sich von Ängsten und Sorgen überwältigt fühlen, vergessen Sie diese Hausmittel und gehen Sie das Problem mit Hilfe eines Spezialisten an.

2.4 Die Rolle des zukünftigen Vaters

Wenn es um Themen rund um Schwangerschaft und Geburt geht, liegt es in der Natur der Sache, dass die werdende Mutter oft im Mittelpunkt steht. Kein Wunder, schließlich erreichen sie bei der Geburt große Dinge. Aber was ist mit all den Vätern, die sie unterstützen?

Die Schwangerschaft ist ein einzigartiger und heikler Abschnitt im Leben einer Frau, der in dieser Phase besondere Aufmerksamkeit erfordert, die Ihr Partner auf jeden Fall aufbringen sollte: Er muss in der Lage sein, Ihre Stimmungsschwankungen zu verstehen und zu ertragen, Sie immer zu unterstützen und sich mit Ihnen zu solidarisieren, indem er vielleicht mit dem Rauchen aufhört oder auf Alkohol verzichtet.

Im Laufe der neun Monate beginnt die Frau, eine Symbiose mit dem Kind einzugehen, das sie in sich trägt, und der Partner kann sich ausgeschlossen fühlen und mit Distanzierung reagieren. Das sind ganz normale Dynamiken, denn wie sehr ein Mann auch beteiligt und involviert sein mag, er kann es nie auf die gleiche Weise erleben wie die werdende Mutter. Kurzum, es ist keineswegs einfach für ein Paar, in einer so besonderen Zeit das Gleichgewicht zu halten. Was ist also zu tun?

Kommunikation ist in diesem Fall das A und O: Beziehen Sie Ihren Partner mit ein, sprechen Sie mit ihm über Ihre Zweifel und Ängste, teilen Sie ihm mit, wenn Sie befürchten, in seinen Augen nicht mehr attraktiv zu sein, und helfen Sie ihm vor allem, eine Bindung zu seinem ungeborenen Kind aufzubauen: Lassen Sie ihn seine Tritte spüren, lassen Sie ihn Sie zu den Vorsorgeuntersuchungen und zum Ultraschall begleiten, und beziehen Sie ihn zu gegebener Zeit in den Geburtsvorbereitungskurs ein. Sie werden sehen, wenn Sie diese Schritte befolgen, werden Sie sich nicht mehr distanziert fühlen und können diese unglaubliche Reise gemeinsam und in Harmonie antreten.

Auf dieser interessanten und sehr gut gemachten Website finden Sie eine Reihe von sehr interessanten Tipps und nützlichen Hinweisen, um die Zeit der Schwangerschaft und des Wochenbetts mit Gelassenheit und Sicherheit zu erleben, sowie eine Reihe von Leseempfehlungen: https://www.familie.de/familienleben/papa-liest-ein-buch-erziehungsratgeber-fuer-vaeter/

Wir haben für den baldigen Vater die zehn besten Tipps zur Geburtsvorbereitung zusammengefasst:

1. Das Thema der Geburt ansprechen

Ob in einem Geburtsvorbereitungskurs, mit Hilfe einschlägiger Literatur oder im Internet: Informieren Sie sich über den Geburtsverlauf, gehen Sie auf mögliche Komplikationen ein und setzen Sie sich mit den zu treffenden Entscheidungen auseinander (z.B. über Geburtsorte oder medizinische Eingriffe). Auf diese Weise werden Sie am Tag der Geburt nicht von unvorhergesehenen Ereignissen überrascht.

2. Kommunizieren Sie mit Ihrer Partnerin

Sprechen Sie im Voraus mit Ihrer Partnerin. Wie stellen Sie sich die Geburt vor, was sind ihre Ängste, was wünschen sie sich von Ihnen? Auf diese Weise vermeiden Sie Missverständnisse und Frustrationen und können diesen besonderen Moment als starkes Team erleben. Aber auch nach der Geburt ist die Kommunikation unfassbar wichtig. Vielleicht haben Sie Dinge gesehen, die Ihren Blick auf Ihre Partnerin (vorübergehend) verändert haben. Oder vielleicht haben Sie Schwierigkeiten, sich auf Ihre neue Rolle als Vater einzustellen. All dies ist nichts, wofür man sich schämen müsste. Sprechen Sie mit ihr, damit sie weiß, was Sie auf dem Herzen haben.

3. Bereiten Sie Ihre Krankenhaustasche vor

Die Geburt ist ein anstrengender und manchmal langwieriger Prozess, nicht nur für die werdende Mutter. Nach acht Stunden Wehen ohne ausreichend Essen und Trinken werden Sie wahrscheinlich nicht mehr in der Lage sein, auch Ihre Partnerin zu unterstützen. Außerdem ist diese Erfahrung für Sie auch emotional sehr belastend. Packen Sie deshalb Ihre Krankenhaustasche, wenn Sie in einem Krankenhaus oder Geburtshaus entbinden. Mit ausreichend Wasser, Snacks und einer bequemen Jogginghose sind Sie gut gerüstet.

4. Grundvertrauen

Es ist völlig verständlich, dass Sie sich Sorgen um Ihre Partnerin machen, wenn Sie sehen, dass sie starke Schmerzen hat. Es hilft, daran zu denken, dass die Geburt ein völlig natürlicher Vorgang ist, den schon Millionen von Frauen unbeschadet überstanden haben. Versuchen Sie, Ihr Grundvertrauen in die Kraft der Natur wiederzufinden und sich während der Geburt daran zu erinnern.

5. Seien Sie der beruhigende Einfluss

Wenn im Kreißsaal hektische Betriebsamkeit herrscht oder Ihre Partnerin aus purer Müdigkeit gereizt reagiert, tut es niemandem gut, wenn auch Sie hektisch, nervös und wütend werden. Versuchen Sie stattdessen, für Ihre Partnerin ein Fels in der Brandung zu sein und sie zu beruhigen.

6. Bewusst den besonderen Moment wahrnehmen

Schalten Sie Ihr Mobiltelefon aus und versuchen Sie, die wunderbare Erfahrung der Geburt so bewusst wie möglich zu erleben. Ihre Freunde und Familie brauchen nicht unbedingt jede Minute ein Update. Schließlich erlebt man nicht jeden Tag, dass ein neues Leben geboren wird, und so können Sie in dieser besonderen Zeit bei sich und Ihrer Partnerin sein.

7. Vertrauen Sie dem Klinikpersonal

Die Hebammen, Ärzte und Krankenschwestern in Ihrem Krankenhaus haben bereits Hunderte von Geburten begleitet. Vertrauen Sie auf ihre Erfahrung, denn was für Sie neu, aufregend und vielleicht sogar nervenaufreibend ist, ist für sie Alltag. Natürlich sind auch Ärzte nur Menschen. Wenn also etwas für Sie und Ihre Partnerin nicht gut läuft, scheuen Sie sich nicht, Fragen zu stellen und, falls nötig, Entscheidungen kritisch zu hinterfragen.

8. Seien Sie der Sprecher Ihrer Partnerin

Wenn Sie Tipp Nummer 2 befolgt haben, kennen Sie die Wünsche Ihres Partners für die Geburt sehr gut. Wenn Ihre Frau während der Geburt völlig verzweifelt ist und nicht mehr auf ihre Bedürfnisse eingehen kann, seien Sie ihr Sprachrohr! Äußern Sie Ihre Vorstellungen gegenüber dem Klinikpersonal und verteidigen Sie Ihre Wünsche.

9. Stellen Sie sich darauf ein, dass Sie sich an die Rolle des Vaters gewöhnen müssen

Zum Zeitpunkt der Entbindung ist Ihre Partnerin neun Monate weiter als Sie und hat in dieser Zeit eine intensive Bindung zu Ihrem Baby aufgebaut. Manche Väter haben auch Schwierigkeiten beim Füttern, weil sie die Bedürfnisse des Babys nicht allein befriedigen können. Seien Sie also nachsichtig mit sich selbst, wenn es ein paar Wochen dauert, bis Sie sich an Ihre neue Rolle gewöhnt haben.

10. Finden Sie Ihren Weg

Manche Väter wollen sich vor der Geburt auf alle Eventualitäten vorbereiten, aber das macht andere noch nervöser. Für die einen ist eine Hausgeburt das Nonplusultra, für die anderen löst der Gedanke daran Panik aus. Lassen Sie sich nicht beirren und finden Sie den Weg, der für Sie und Ihre Partnerin gut ist. Manchmal muss man, trotz aller Ratschläge, einfach sein eigenes Ding machen.

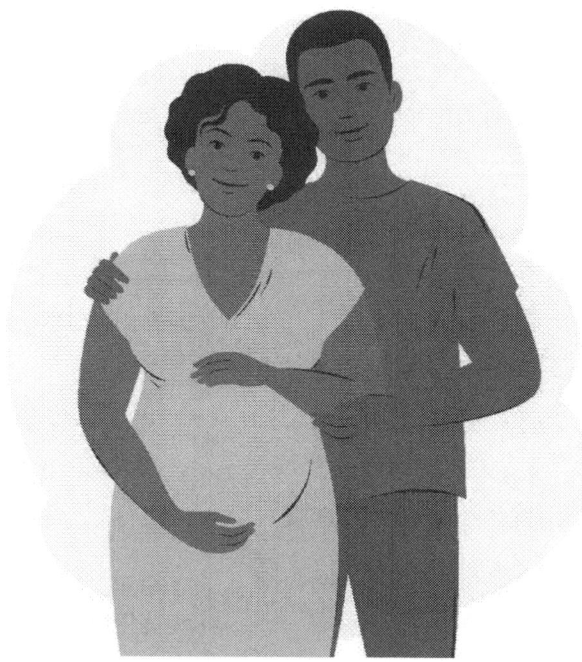

2.5 Körperliche Aktivität während der Schwangerschaft

Wenn Ihre Schwangerschaft nicht gefährdet ist und ohne besondere Beschwerden verläuft, kann Ihr Körper durchaus von leichtem, wenig intensivem Sport profitieren. Die Schwangerschaft ist eine sehr heikle Phase, also achten Sie darauf, Ihren Körper nicht zu zwingen und die Signale zu respektieren, die er Ihnen sendet. Wenn eine Übung zu anstrengend erscheint oder Sie sich müde fühlen, unterbrechen Sie sie, bis Sie sich besser fühlen. Die Devise muss lauten: Besonnenheit und Mäßigung.

Bestimmte Sportarten sollten während der Schwangerschaft vermieden werden, wie z. B. Kontaktsportarten (Boxen, Judo) und Sportarten mit Sturzgefahr (Reiten, Skifahren, Schlittschuhlaufen) und Ballsportarten. Wenn die Schwangerschaft jedoch ohne Komplikationen verläuft, bringt körperliche Betätigung bei geringer Intensität eine Reihe von Vorteilen mit sich: Sie beugt Übergewicht vor, verbessert den Muskeltonus, erhöht die Durchblutung der Plazenta, verringert das Risiko von Schwangerschaftsdiabetes und Präeklampsie und verbessert, wie wir bereits gesehen haben, die Stimmung der werdenden Mutter!

Unter den Aktivitäten, die man während der Schwangerschaft ausüben kann, habe ich drei ausgewählt, die besonders geeignet sind und Spaß machen:

Walking: Walking ist die beste Möglichkeit, sich während der Schwangerschaft ohne Risiko fit zu halten und gehört zweifellos zu den geeignetsten motorischen Aktivitäten mit Babybauch. Es ist eine sehr gute Übung, die die Beine und das Herz-Kreislauf-System stärkt und Kalorien verbrennt. Wenn Sie im Allgemeinen wenig Sport treiben, brauchen Sie nur dreimal pro Woche 20 Minuten, um einen Nutzen zu erzielen. Achten Sie auf ein ruhiges Tempo, damit Ihre Atmung nicht erschwert wird, und wählen Sie einen flachen, nicht sehr holprigen Weg.

Pilates: Pilates ist die ideale Form der Bewegung, um die Schwangerschaft und auch die Geburt angenehmer zu erleben. Wenn Sie sich für die Teilnahme an einem Pilates-Kurs entschieden haben, empfehle ich Ihnen, sich an qualifizierte und kompetente Fachleute zu wenden, die Erfahrung mit Kursen für Schwangere haben. Diese Disziplin bringt viele Vorteile mit sich: Sie verbessert das Gleichgewicht, den Kreislauf, die Konzentration und erleichtert die Entspannung. Außerdem hilft sie Ihnen, eine besondere Beziehung zu Ihrem Körper zu entwickeln (und das ist sowohl während der Schwangerschaft als auch während der Geburt von entscheidender Bedeutung).

Darüber hinaus führt es zu sehr guten Ergebnissen in Bezug auf den Muskeltonus, was während der Schwangerschaft sehr nützlich ist, auch weil eines der Prinzipien von Pilates gerade die **Stärkung des Beckenbodens** ist, d. h. der Muskeln, die die Beckenorgane stützen und die während der Schwangerschaft und der Geburt einer besonderen Belastung ausgesetzt sind.

Diese Disziplin hilft Ihnen auch mit Übungen zur Erhaltung der Kraft Ihrer Beckenmuskulatur, um lästige Probleme wie Harninkontinenz zu vermeiden.

Yoga: Diese uralte Disziplin ist besonders für schwangere Frauen geeignet, da sie ihnen viele Vorteile bietet. Wenn Sie sich dem Yoga nähern wollen, sollten Sie wissen, dass es spezielle „Pränatal-Yoga"-Kurse für Schwangere gibt. Yoga ist eine Praxis, die den ganzen Körper trainiert, die Muskeln strafft und elastisch macht, aber auch zur Entspannung beiträgt und Gelassenheit schenkt.

Ein weiterer Schwerpunkt ist die Atmung, wobei Sie verschiedene Techniken erlernen, die Ihnen helfen, Stress zu bewältigen und Schmerzen während der Wehen zu kontrollieren. Auch in der Zeit nach der Geburt kann Yoga eine große Hilfe sein, da es durch die Kontrolle des Atems Stress abbaut und Ihnen hilft, den Kopf frei zu bekommen.

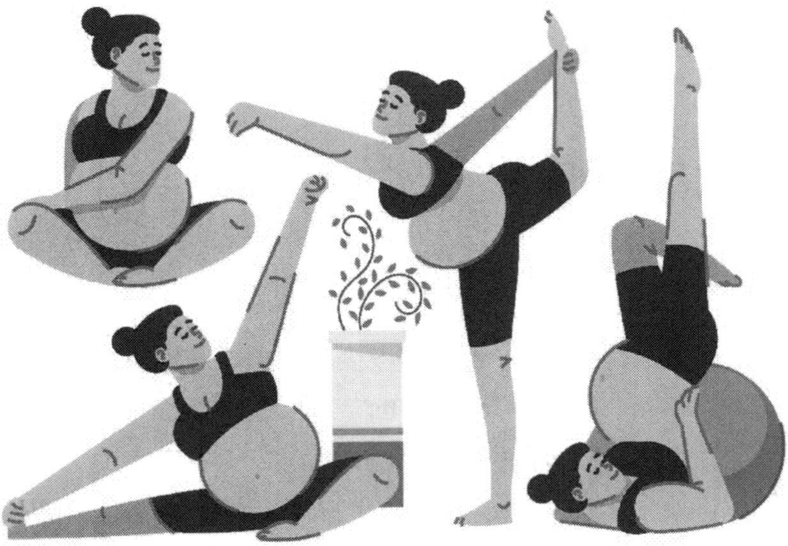

2.6. Häufige Probleme in der Schwangerschaft und Symptome, die nicht ignoriert werden sollten

Während der Schwangerschaft durchläuft der Körper unzählige Veränderungen, die oft mit Beschwerden und Unwohlsein einhergehen. Die Beschwerden sind in den 40 Wochen unterschiedlich stark ausgeprägt, verschwinden manchmal für eine gewisse Zeit und tauchen dann wieder auf. Wir können an dieser Stelle sagen, dass jedes Trimester bestimmte

„Nebenwirkungen" mit sich bringt, die wir kennenlernen werden.

Es gibt keinen Grund, bei jedem kleinsten Unbehagen alarmiert zu sein, aber es sollte auch nicht übersehen werden, weil es ein Zeichen für ein ernsthafteres Problem sein könnte. Vor allem bei der ersten Schwangerschaft ist es schwierig zu wissen, ob es sich um etwas Normales handelt oder ob man zur Kontrolle zum Frauenarzt gehen sollte. Vertrauen Sie auf jeden Fall auf Ihren Instinkt, und wenn Sie das Gefühl haben, dass etwas nicht stimmt, sagen Sie es Ihrem Arzt.

Kurzum, seien Sie vorsichtig, aber ohne übermäßigen Alarmismus und Angst, die Sie daran hindern würden, diese außergewöhnliche Zeit in Ihrem Leben zu genießen. Um Sie zu beruhigen, möchte ich Sie noch einmal daran erinnern, dass die Schwangerschaft ein absolut natürlicher Zustand ist und dass die meisten Frauen sie gesunde und ohne besondere Komplikationen erleben.

Ich habe für Sie eine Liste der häufigsten Symptome während der Schwangerschaft zusammengestellt, die viele von uns erleben, die aber keinen Anlass zu besonderer Sorge geben sollten. Ich werde auch darauf hinweisen, wann diese Beschwerden ein Anzeichen für etwas Ernsteres sein können und Sie deshalb besser darauf achten und Ihren Arzt alarmieren sollten.

Übelkeit: Übelkeit ist häufig eines der ersten Symptome einer Schwangerschaft und betrifft mehr als 60 Prozent der Frauen. Dieses Unwohlsein tritt vor allem morgens auf, kann aber auch zu anderen Tageszeiten auftreten (bei mir war es zum Beispiel am späten Nachmittag!); die Ursache dieses häufigen Unwohlseins ist noch nicht ganz geklärt, aber man nimmt an, dass es mit hormonellen Veränderungen zusammenhängt.

Übelkeit ist eine lästige, aber nicht besorgniserregende Störung, die typisch für das erste Schwangerschaftsdrittel ist. Sie verschwindet in der Regel um die 14. Woche. Erbrechen ist ebenfalls ein ganz normales Symptom in den ersten Schwangerschaftsmonaten, aber wenn es sehr häufig auftritt und mit Dehydrierung und Gewichtsverlust einhergeht, kann es ein Anzeichen für eine so genannte **Hyperemesis gravidarum** sein, die potenziell gefährlich ist und absolute Ruhe und in einigen Fällen einen Krankenhausaufenthalt erfordert.

Blutung: Blutungen sind nicht immer ein Zeichen dafür, dass etwas nicht in Ordnung ist, sondern gelten zu bestimmten Zeiten der Schwangerschaft als normal. Einige Wochen nach der Empfängnis kann es zu braunen Blutungen kommen, die als **„Einnistungsblutung“** bezeichnet werden. Es kann auch zu harmlosen Blutungen um den Zeitpunkt herum kommen, an dem die Periode hätte kommen sollen, die so genannte „falsche Menstruation“.

Wenn die Blutungen jedoch, vor allem im ersten Trimester, sehr stark sind und von starken Unterleibsschmerzen begleitet werden, sollte sofort der Arzt benachrichtigt werden, da es sich um eine drohende Fehlgeburt oder extrauterine Schwangerschaft handeln könnte. Im zweiten und dritten Trimester können Blutungen auf das Vorliegen einer Plazenta previa oder einer Plazentaablösung hinweisen. Auch in diesem Fall ist eine sofortige ärztliche Untersuchung erforderlich.

Verstopfung: Eine weitere sehr häufige Beschwerde während der Schwangerschaft ist die Verstopfung, die schon in den ersten Wochen auftreten kann, weil das Progesteron die Muskeln des Darms entspannt, der dadurch „träge“ wird und tagelang blockiert bleiben kann. Verstopfung kann leider auch das Auftreten eines anderen typischen Schwangerschaftsleidens, der Hämorrhoiden, begünstigen. Um diese lästigen, aber meist harmlosen Probleme zu beheben, ist es ratsam, mindestens zwei Liter Wasser pro Tag zu trinken und die Ernährung mit Lebensmitteln anzureichern, die die Darmtätigkeit anregen, wie Obst (insbesondere Kiwi und Pflaumen), Gemüse und Ballaststoffe. Fragen Sie unbedingt Ihren Arzt um Rat, bevor Sie ein Abführmittel einnehmen!

Häufiger Harndrang: Diese lästigen Beschwerden beginnen im ersten Schwangerschaftsdrittel, aber seien Sie sich bewusst, dass der Harndrang während der gesamten Schwangerschaft weiter zunimmt, da die Gebärmutter größer wird und immer mehr auf die Blase drückt. Neben dem Gewicht der Gebärmutter trägt auch Progesteron zum Harndrang bei. Um zu versuchen, diese Störung einzudämmen, ist es sinnvoll, eine spezielle Gymnastik zur Stärkung des Beckenbodens durchzuführen.

Vorsicht: Wenn der Harndrang auch von Brennen begleitet wird, könnte es sich um eine Harnwegsinfektion handeln, ein sehr häufiges Problem in der Schwangerschaft. Wenn dies der Fall ist, wird Ihr Arzt eine Urinanalyse und eine Urinkultur verordnen (Tests, die ohnehin jedes Trimester durchgeführt werden sollten).

Eine vermehrte Urinproduktion, häufige Infektionen und andere Symptome wie ungerechtfertigter Durst und starke Müdigkeit könnten auf **Schwangerschaftsdiabetes** hindeuten, eine Erkrankung, von der etwa 5 Prozent der schwangeren Frauen betroffen sind und die, wenn sie nicht behandelt wird, für Mutter und Kind gefährlich sein kann. Frauen, die übergewichtig, älter als 35 Jahre sind und bei denen Diabetes in der Familie vorkommt, haben ein höheres Risiko, an Schwangerschaftsdiabetes zu erkranken. Es besteht jedoch kein Grund zur Beunruhigung, denn die meisten Frauen mit Schwangerschaftsdiabetes haben eine normale Schwangerschaft und ein gesundes Kind; es genügt, die von Ihrem Arzt empfohlene Therapie und Ernährung gewissenhaft zu befolgen, um die Krankheit unter Kontrolle zu halten.

Sodbrennen: Dieses unangenehme Gefühl entsteht durch Hormone, die die Ventile entspannen, die normalerweise den Aufwärtsfluss des Magensaftes verhindern, und die Kontraktionen der Muskeln des Verdauungssystems verlangsamen; außerdem drückt die Gebärmutter gegen Ende der Schwangerschaft nach oben auf den Magen.

Um diese Störung einzudämmen, sollten Sie sich nach den Mahlzeiten nicht sofort hinlegen, frittierte Speisen, scharfe Gewürze und Zitrusfrüchte meiden und versuchen, so langsam wie möglich zu essen. Wenn all diese Maßnahmen nicht ausreichen, fragen Sie Ihren Arzt, ob er oder sie ein Antazidum verschreiben sollte.

Kennen Sie übrigens den Volksglauben, dass Sodbrennen in der Schwangerschaft mit der Behaarung des Fötus zusammenhängt? Es heißt sogar, dass man ein „haariges“ Baby zur Welt bringt, wenn man während der Schwangerschaft unter Sodbrennen leidet... in meinem Fall traf das sogar zu!

Rückenschmerzen: Diese Beschwerden treten bei werdenden Müttern sehr häufig ab dem vierten Monat auf. Je weiter die Schwangerschaft fortschreitet, desto stärker werden die Rückenschmerzen durch das Gewicht des wachsenden Babybauchs, der die Wirbelsäule in eine andere als die normale Haltung zwingt. Versuchen Sie, Ihre Körperhaltung zu kontrollieren und Ihren Rücken nicht zu stark zu krümmen (auch wenn es natürlich ist, um das Gleichgewicht zu halten), vermeiden Sie zu langes Stehen und tragen Sie keine hohen, dünnen Absätze. Wenn die Schmerzen sehr stark sind, können Sie einen Spezialisten für Physiotherapie für Schwangere aufsuchen.

Geschwollene Beine, Hände und Füße: Während der Schwangerschaft sind Wassereinlagerungen, die durch die Ansammlung von Flüssigkeit in den Zellen verursacht werden, recht häufig. In den meisten Fällen handelt es sich um lästige, aber nicht ernsthafte Beschwerden, die durch viel Trinken, bequeme Kleidung (vermeiden Sie enge Kleidung und hochhackige Schuhe!) und das Hochlegen der Beine gelindert werden können.

Im Laufe der Schwangerschaft kann sich jedoch eine so genannte **Präeklampsie oder Gestose** entwickeln, die sich gerade durch eine ausgedehnte Schwellung auszeichnet. Wenn Sie also vor allem ab der 20. Schwangerschaftswoche Schwellungen besonders an den Händen und Knöcheln bemerken, die von anhaltenden Kopfschmerzen, Bluthochdruck und Eiweiß im Urin begleitet werden, sollten Sie sofort mit Ihrem Arzt sprechen.

Die Gestose ist in der Tat eine nicht zu unterschätzende Erkrankung, die sich zu einer vollständigen Eklampsie entwickeln und Mutter und Kind schwer schädigen kann. Bei Gestose ist Bettruhe und manchmal ein Krankenhausaufenthalt in Verbindung mit einer medikamentösen Therapie erforderlich. Die einzige wirklich entscheidende Therapie ist jedoch die Entbindung: In der Regel wird eine Entbindung ab der 34. Schwangerschaftswoche durchgeführt. Die gute Nachricht ist, dass man sich nach der Entbindung in der Regel vollständig von dieser Krankheit erholt.

Weitere typische Schwangerschaftsbeschwerden, die in der Regel keinen besonderen Anlass zur Sorge geben, können weit verbreiteter Juckreiz, Ischiasbeschwerden, Kopfschmerzen, starke Müdigkeit, Schlaflosigkeit und Stimmungsschwankungen sein (wir haben bereits darüber gesprochen, erinnern Sie sich?).

2.7 Untersuchungen und Impfungen während der Schwangerschaft

Wir haben bereits einen Abschnitt den Untersuchungen gewidmet, die vor Beginn einer Schwangerschaft durchgeführt werden sollten. Nun wollen wir uns gemeinsam den Untersuchungen während der Schwangerschaft zuwenden. Glücklicherweise ist das Gesundheitssystem in Deutschland eines der besten für schwangere Frauen und bietet kostenlose Ultraschalluntersuchungen und Vorsorgeuntersuchungen während der Schwangerschaft.

Erstes Trimester: Sie haben wahrscheinlich durch einen einfachen Urintest herausgefunden, dass Sie schwanger sind. Dabei wird der **Beta-hCG-Spiegel** gemessen, ein Protein, das typischerweise mit der hormonellen Aktivität in der Schwangerschaft verbunden ist. Ein Bluttest, der für den Nachweis dieses Hormons als empfindlicher gilt als ein

Urintest, wird dann zur Bestätigung des Ergebnisses durchgeführt.

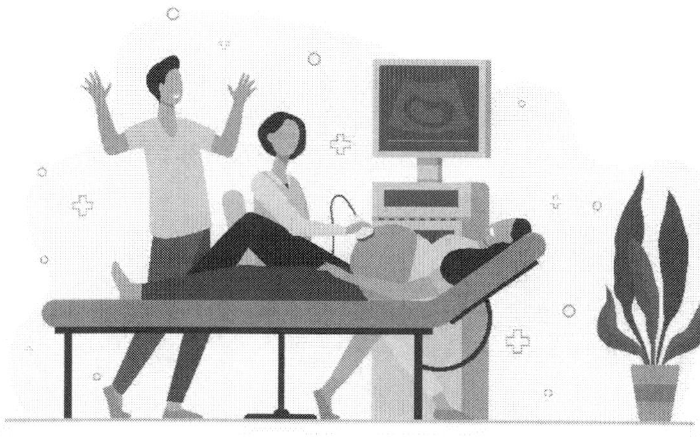

Zu diesem Zeitpunkt sollten Sie Ihre erste geburtshilflich-gynäkologische Untersuchung machen, bei der Ihre Krankenakte geöffnet wird und Sie Ihr Schwangerschaftsalter und den voraussichtlichen Entbindungstermin erfahren (berechnet nach Ihrer letzten Periode). Bei diesem Termin wird Ihr Gewicht kontrolliert und Ihr Blutdruck gemessen (Parameter, die während der gesamten Schwangerschaft überwacht werden müssen).

Außerdem wird der Gynäkologe eine vollständige Blut- und Urinuntersuchung anordnen (diese Untersuchungen müssen alle drei Monate wiederholt werden). Wählen Sie die Fachkraft, die Sie auf diesem Weg begleitet, sorgfältig aus: Es ist wichtig, dass Sie sich während der Besuche wohl fühlen und dass eine vertrauensvolle Beziehung und ein Dialog zwischen Ihnen entsteht.

Wenn keine Komplikationen auftreten, werden die Besuche bei Ihrem Gynäkologen monatlich oder etwas häufiger geplant. Während des ersten Trimesters, zwischen der sechsten und zehnten Schwangerschaftswoche, wird die erste von drei Routine-Ultraschalluntersuchungen, der so genannte **Datierungs-Ultraschall**, durchgeführt, um die Schwangerschaft zu datieren, das Vorhandensein des Herzschlags zu überprüfen, festzustellen, ob sich der Embryo korrekt eingepflanzt hat und ob es sich um eine Einlings- oder Zwillingsschwangerschaft handelt.

Diese Ultraschalluntersuchung ist nicht zu verwechseln mit der **Nackentransparenz**, einer Untersuchung, die zwischen der 10. und 14. Woche durchgeführt wird und es ermöglicht, mögliche Fehlbildungen festzustellen, indem man den Flüssigkeitsstand des Fötus im Gebärmutterhalsbereich beobachtet. Diese Ultraschalluntersuchung wird in der Regel mit einem nicht-invasiven Screening-Test, dem so genannten **Bi-Test**, kombiniert: Dabei handelt es sich um eine Blutprobe, die entnommen wird, um das Risiko des Fötus zu berechnen, Chromosomenanomalien zu tragen.

In den ersten drei Monaten der Schwangerschaft ist es außerdem wichtig, eine Blutuntersuchung durchzuführen (die später in der 28. Woche wiederholt werden muss), den so genannten **indirekten Coombs-Test**, mit dem festgestellt wird, ob der Körper der Mutter Antikörper produziert, die die roten Blutkörperchen des Fötus zerstören können. Im Allgemeinen treten diese Probleme nicht während der ersten Schwangerschaft auf, sind aber in den folgenden Schwangerschaften möglich.

Zweites Trimester: In dieser Zeit müssen routinemäßige Blut- und Urinuntersuchungen wiederholt und Gewicht und

Blutdruck weiter überwacht werden. Im zweiten Trimester kommt der lang erwartete Zeitpunkt für den **morphologischen Ultraschall**, die zweite Ultraschalluntersuchung, die obligatorisch und kostenlos ist. Die morphologische Untersuchung ist die wichtigste Ultraschalluntersuchung während der gesamten Schwangerschaft, da sie es uns ermöglicht, den Zustand des Fötus und die Entwicklung seiner Organe zu beurteilen sowie das Geschlecht des Babys zu bestimmen.

Zwischen der 15. und 18. Schwangerschaftswoche kann eine **Fruchtwasseruntersuchung (Amniozentese)** durchgeführt werden, ein invasiver pränataler Diagnosetest zur Feststellung möglicher Anomalien des Fötus. Ein weiterer invasiver Test ist die **Chorionzottenbiopsie**, die um die 12. Woche herum durchgeführt wird. Natürlich sind diese Untersuchungen, die in der Regel Frauen über 35 Jahren angeboten werden, nicht obligatorisch und sollten mit Ihrem Gynäkologen gut abgewogen werden, da sie nicht völlig risikolos sind.

In den letzten Jahren wurden sehr zuverlässige und nicht-invasive Tests entwickelt, die eine gute Alternative zur Fruchtwasseruntersuchung und zur Plazenta-Untersuchung. Es handelt sich um **Prenatal Safe**, einen pränatalen Screeningtest, bei dem anhand einer einfachen Blutprobe die im mütterlichen Blut vorhandene freie fötale DNA analysiert wird, um das Vorhandensein von Chromosomenanomalien festzustellen. Diese Untersuchung kann ab der zehnten Schwangerschaftswoche durchgeführt werden.

Drittes Trimester: Der letzte Routine-Ultraschall, auch **Wachstums-Ultraschall** genannt, wird zwischen der 30. und 34. Woche durchgeführt. Bei dieser Gelegenheit können das Gewicht und die Länge des Babys geschätzt sowie die Plazenta und das Fruchtwasser untersucht werden.

Im dritten Trimester werden erneut Blut- und Urinuntersuchungen durchgeführt, außerdem muss ein **vaginaler/rektaler Abstrich** (etwa in der 36. Woche) gemacht werden, um Streptokokken der Gruppe B nachzuweisen, ein für das ungeborene Kind potenziell gefährliches Bakterium, das auch während der Geburt auf den Fötus übertragen werden kann. Wenn der Streptokokkenabstrich positiv ist, erhalten Sie intravenöse Antibiotika.

Wenn Sie über 35 Jahre alt oder übergewichtig sind oder in Ihrer Familie bereits Diabetes vorkam, wird Ihnen Ihr Gynäkologe zwischen dem zweiten und dritten Trimester wahrscheinlich eine **Blutzuckerkurve** verschreiben, die für die Diagnose von Schwangerschaftsdiabetes nützlich ist.

Vergessen Sie nicht, dass Sie, wenn Sie eine Epiduralanästhesie während der Geburt wünschen, im dritten Trimester eine anästhesiologische Voruntersuchung bei einem Anästhesisten durchführen lassen sollten, dem Sie die letzten Blut- und Urintests sowie ein aktuelles Elektrokardiogramm vorlegen. Diese Untersuchungen helfen ihm/ihr, Ihren Gesundheitszustand zu beurteilen und eventuelle Probleme oder Kontraindikationen für die Verabreichung der Epiduralanästhesie aufzuzeigen.

Was Impfstoffe betrifft, so gibt es derzeit zwei **Impfstoffe, die in der Schwangerschaft empfohlen werden:**

Die erste ist die Keuchhustenimpfung, die dazu dient, das ungeborene Kind gegen Keuchhusten zu schützen, der sehr gefährlich ist, wenn er auf einen Säugling übertragen wird. Dieser Impfstoff wird in der Regel um die 28. Woche herum verabreicht, damit die werdende Mutter genügend Antikörper bilden kann und diese die Plazenta passieren können. Die zweite empfohlene Impfung ist die Grippeimpfung, die das Baby in den ersten Lebensmonaten vor der Influenza schützt. Selbstverständlich wird die Grippeimpfung verabreicht, wenn die Schwangerschaft in den günstigsten Zeitraum für diese Impfung fällt.

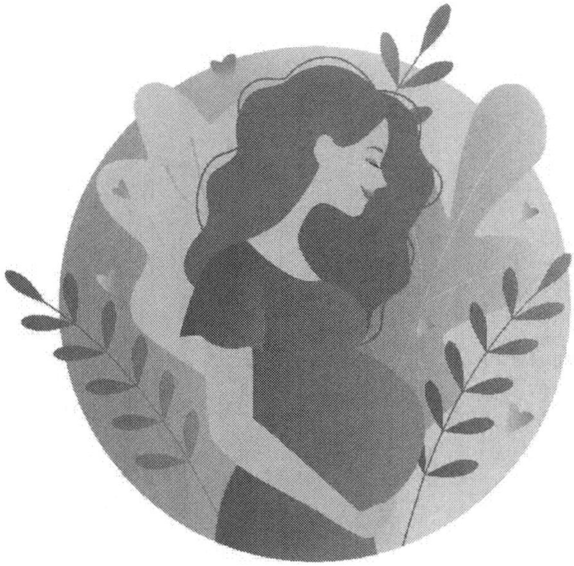

KAPITEL 3

Was Sie in jedem Quartal erwartet

Wie Sie sicher wissen, dauert eine Schwangerschaft etwa neun Monate: **40 Wochen** voller Aufregung und Veränderungen, gerechnet ab dem ersten Tag Ihrer letzten Periode. Wenn Ihre Periode ausbleibt, ist das ein erstes Anzeichen dafür, dass Sie schwanger sein könnten. Um sicher zu gehen, machen Sie einen Schwangerschaftstest zu Hause, dessen Ergebnis dann durch eine Blutuntersuchung bestätigt wird.

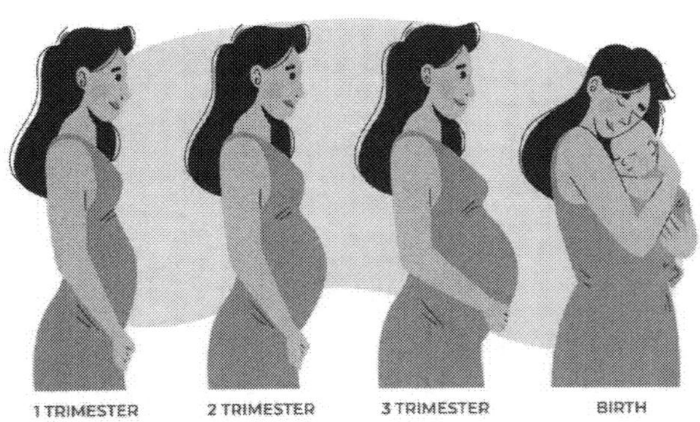

Vierzig Wochen sind der normale Zeitrahmen für eine Schwangerschaft, aber sie wird bereits am Ende der 37. Woche als voll ausgetragen definiert.

Tatsächlich gebären nur wenige Frauen am Tag des Geburtstermins. Geburten zwischen der 37. und 41. Schwangerschaftswoche sind jedoch normal, und wenn die Schwangerschaftsdauer kürzer ist, spricht man von einer Frühgeburt. Wenn die Schwangerschaft jedoch über die 41. Woche hinausgeht, wird der Gynäkologe überlegen, ob er das Kind durch eine eingeleitete Entbindung oder durch einen Kaiserschnitt zur Welt bringen soll.

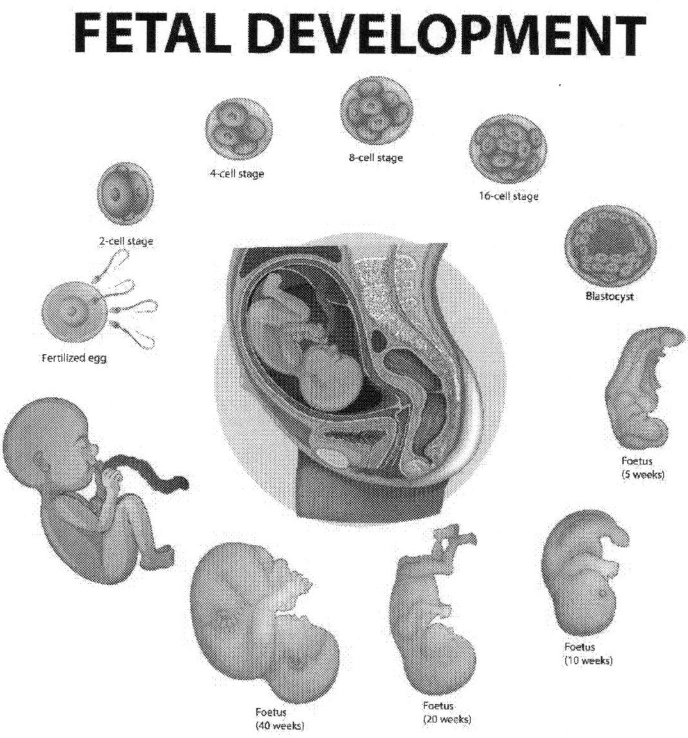

Die Schwangerschaft wird üblicherweise in drei Phasen unterteilt, die als Trimester bezeichnet werden:

- Das erste Trimester dauert vom ersten Tag des letzten Zyklus bis zum Ende der 12. Woche;

- Das zweite Trimester dauert von Woche 13 bis 27;
- Das dritte Trimester dauert von der 28. Woche bis zum Ende der Schwangerschaft.

3.1 Erstes Quartal

Die ersten drei Monate sind die wichtigsten und heikelsten für die korrekte Fortsetzung der Schwangerschaft, weil sie durch ein hohes Risiko einer Fehlgeburt gekennzeichnet sind. Das bedeutet nicht, dass Sie diese Phase mit besonderer Angst und Stress erleben sollten, aber ich empfehle Ihnen, umsichtig und verantwortungsbewusst zu handeln. Während dieser Zeit ändert sich Ihr äußeres Erscheinungsbild kaum, aber in Ihrem Körper finden viele Veränderungen statt, einschließlich der hormonellen Veränderungen, und Sie werden höchstwahrscheinlich die ersten Beschwerden verspüren. Neben der berühmten Übelkeit kann es zu Kopfschmerzen, schmerzenden Brüsten und häufigerem Harndrang kommen.

Außerdem werden Sie sich wahrscheinlich müde und unruhig fühlen. Das ist normal, Ihr Körper arbeitet hart und braucht Ruhe!

Wie wir bereits gesehen haben, unterzieht sich die werdende Mutter im ersten Trimester der ersten von drei Routine-Ultraschalluntersuchungen, den so genannten „Datierungsuntersuchungen“, bei denen die korrekte Einnistung, der Herzschlag und die Anzahl der Embryonen überprüft werden. Während dieser Zeit können die Nackentransparenz und der Bi-Test durchgeführt werden (sind aber nicht obligatorisch).

Zu Beginn der Schwangerschaft ist Ihr Baby eine Ansammlung von Zellen, die sich in der Gebärmutter einnisten. Während des ersten Trimesters werden echte Meilensteine in seiner Entwicklung erreicht. Denken Sie nur daran, dass sein Herz in der neunten Woche bereits fast vollständig entwickelt ist und etwa 170-mal pro Minute schlägt!

Am Ende der 12. Woche hat sich die Plazenta entwickelt und die Organe des Babys sind fast vollständig ausgebildet und wachsen, ebenso wie die Gliedmaßen, Knochen und Muskeln. In dieser Zeit beginnen sich auch die Genitalien zu bilden. Am Ende des ersten Trimesters hat Ihr Baby unverwechselbare Gesichtszüge, ist etwa 6-7 Zentimeter lang (wie eine Pflaume oder eine Zitrone!) und wiegt 15-20 Gramm.

Denken Sie daran, dass Sie zumindest während des ersten Trimesters Folsäure einnehmen müssen, ein B-Vitamin, das zur Vorbeugung bestimmter Fehlbildungen, wie z. B. Spina bifida, unerlässlich ist. Und wann macht sich der Bauch bemerkbar? Ab dem dritten Monat kann die erste Andeutung eines Bauches sichtbar werden, aber das Wachstum des Bauches hängt von vielen Faktoren ab, wie z. B. dem Körperbau der Mutter und ihrem Muskeltonus. Natürlich wird sich der Bauch einer Mutter, die Zwillinge erwartet, früher zeigen als der einer Frau, die nur ein Kind bekommt. Was das Gewicht anbelangt, so wiegen Sie am Ende des dritten Trimesters 1 bis 2 Kilo mehr als zum Zeitpunkt der Empfängnis.

3.2 Zweites Quartal

Die meisten Frauen empfinden diese Phase der Schwangerschaft als einfacher als die erste, da in dieser Zeit viele der

Beschwerden und unangenehmen Auswirkungen des ersten Trimesters verschwinden, während sich die Größe des Babybauchs noch in Grenzen hält. Außerdem ist die Zeit, die als besonders risikoreich gilt, vorbei, und es ist an der Zeit, Familie und Freunden die frohe Botschaft zu verkünden und die Schwangerschaft noch mehr zu genießen. Sie werden sich wahrscheinlich energiegeladener und aktiver fühlen, und die verhasste Übelkeit wird nachlassen oder ganz verschwinden.

In der Zwischenzeit verändert sich Ihr Körper weiter, um Platz für das Baby zu schaffen: Ihre Gebärmutter wächst und drückt auf Ihre Blase, wodurch Ihr Harndrang zunimmt, und Sie leiden möglicherweise unter Rückenschmerzen. Außerdem kann sich die Haut um die Brustwarzen herum verdunkeln und eine so genannte Linea Nigra, eine dunkle Linie, die vom Beckenhaaransatz zum Bauchnabel verläuft, kann auftreten.

Ab dem vierten/fünften Monat wird Ihr Bauch richtig sichtbar und nimmt die klassische Form eines Babybauchs an. Zu diesem Zeitpunkt beginnt die Gewichtszunahme, die von nun an etwa ein halbes Kilo pro Woche betragen wird. Dies ist der richtige Zeitpunkt, um einzukaufen und sich mit Umstandskleidung einzudecken! Um die 20. Woche herum ist es Zeit für den zweiten Routine-Ultraschall, den sehr wichtigen „morphologischen Ultraschall", bei dem Sie die Entwicklung des Babys beobachten können und mit großer Wahrscheinlichkeit wissen, ob es sich um einen Jungen oder ein Mädchen handelt.

Wie wir bereits gesehen haben, haben Sie im zweiten Trimester die Möglichkeit, eine Fruchtwasseruntersuchung durchzuführen, wenn Sie dies wünschen und Ihr Gynäkologe es für notwendig hält. Alternativ können Sie ab der zehnten Woche

Prenatal Safe, eine nicht-invasive pränatale Untersuchung, durchführen.

In der Zwischenzeit wächst das Baby schnell, ist jetzt voll ausgebildet und reagiert auf eine Reihe von Reizen wie Berührung, Licht und Geräusche. Sprechen Sie mit ihm, er nimmt die Emotionen wahr, die Sie ihm mitteilen, er kann Ihre Stimme hören, wenn auch gedämpft, Ihren Herzschlag und sogar die Geräusche Ihres Magens!

Seine Organe sind jetzt ausgebildet, und sein Gehirn und seine Lungen entwickeln sich schnell und stetig, aber sie sind noch nicht „reif". Das Baby braucht noch ein paar Monate in Ihrem Mutterleib, um gut zu wachsen. Mit 16 Wochen gähnt Ihr Baby und kann am Daumen lutschen.

Im sechsten Monat öffnen und schließen sich die Augenlider, und das Kind beginnt, erste Atembewegungen zu machen. Jetzt schlägt sein kleines Herz ein wenig langsamer als zuvor, etwa 140-mal pro Minute.

Im zweiten Trimester beginnen Sie, Bewegungen zu spüren: Er bewegt sich viel, aber nur leicht. Anfangs werden Sie Mühe haben, es als Bewegungen wahrzunehmen und zu erkennen.

Es kann sich wie Blasen im Bauch anfühlen, oder ein Flimmern, oder Sie denken, es sei Ihr Stuhlgang.

Im weiteren Verlauf der Schwangerschaft werden seine Bewegungen deutlicher und erkennbarer und ähneln Tritten.

3.3 Drittes Quartal

Sie befinden sich endlich auf der letzten Etappe dieser außergewöhnlichen Reise!

Jetzt drängt sich eine Mischung von Gefühlen in Ihren Kopf, die von Angst bis Freude, von Ungeduld bis Furcht reichen; die Angst vor der bevorstehenden Geburt verschlimmert wahrscheinlich Ihre Schlaflosigkeit in dieser Zeit, als ob die Rückenschmerzen und der Babybauch nicht schon genug wären, um Sie daran zu hindern, eine bequeme Schlafposition zu finden!

Auf körperlicher Ebene sind die Symptome des dritten Trimesters zahlreich: Sie werden höchstwahrscheinlich unter Rückenschmerzen und Entzündungen des Ischiasnervs, Sodbrennen und Hämorrhoiden leiden; auch die Müdigkeit wird sich aufdringlich bemerkbar machen, so dass es besser ist, sich so viel wie möglich auszuruhen, auch im Hinblick auf die Strapazen, die nach der Geburt auf Sie warten.

In diesem Stadium der Schwangerschaft erreicht der Bauch eine beachtliche Größe, und in den letzten Wochen können Sie eine leichte Erschlaffung des Bauches bemerken, weil sich Ihr Baby auf die Geburt vorbereitet. Apropos Position: Mehr oder weniger im achten Monat können Sie eine intensivere und entschiedenere Bewegung als andere spüren. Das bedeutet, dass sich das Baby mit einer Art Purzelbaum auf den Kopf gestellt hat, in die Position, die ihm die Geburt ermöglicht. Wenn es sich nicht in die richtige Position dreht, befindet es sich in der Verschlussposition.

Es gibt jedoch Manöver, die durchgeführt werden können, um es zum Umdrehen anzuregen. Ihr Gynäkologe wird Ihnen sagen, wie Sie in diesem Fall vorgehen müssen.

Während dieser Zeit können so genannte **Braxton-Hicks-Kontraktionen** auftreten, schmerzlose „Scheinwehen", bei denen sich der Bauch für einige Sekunden anspannt und verhärtet.

Dies ist auch das Trimester des „Wachstumsultraschalls", des dritten Routine-Ultraschalls, bei dem auch der Zustand der Plazenta und des Fruchtwassers überprüft wird. Im Vorfeld der Geburt wird auch eine **Überwachung durchgeführt**, d. h. eine Kontrolle der Herztöne des Babys, um sicherzustellen, dass es nicht in Not gerät, und um den Gesundheitszustand des Babys im Auge zu behalten.

In der Zwischenzeit ist das Kind hauptsächlich damit beschäftigt, die Entwicklung und Funktion seiner Organe zu vervollständigen, um sie für das Leben außerhalb der Gebärmutter geeignet zu machen. Es wechselt zwischen Schlaf- und Wachphasen, kann träumen und hört gerne der Stimme von Mama und Papa zu. Im Durchschnitt wiegt es in der 40. Woche etwa 3 Kilo bei einer Länge von 50 Zentimetern und sieht aus wie bei der Geburt.

Im dritten Trimester ist es an der Zeit, an die Geburt zu denken, z. B. durch den Besuch eines Vorbereitungskurses (mehr dazu später). In dieser Phase der Schwangerschaft spüren Sie, wie in Ihnen der so genannte „Nestbautrieb" wächst, der für alle Säugetiere charakteristisch ist und der Sie dazu drängt, die Umgebung vorzubereiten und das Haus für die Ankunft des Babys einladend zu gestalten. Sie werden sich dabei ertappen, wie Sie waschen, putzen, alles organisieren, was nützlich sein könnte, wenn Sie mit Ihrem Baby zu Hause sind.

Übrigens: Vergessen Sie nicht, Ihren Geburtsbeutel zu packen... aber darüber sprechen wir im nächsten Kapitel. Jetzt ist wirklich alles fertig... noch ein bisschen Geduld und Sie können Ihr Kind in den Armen halten!

Jetzt, wo Sie sich fast am Ende Ihrer Schwangerschaft befinden, fragen Sie sich sicher: „Werde ich die richtigen Wehen erkennen können?“ Ich glaube, ich kann Sie beruhigen: Ja, Sie werden sie erkennen. Auch kann ich mit großer Zuversicht sagen, dass Sie nicht zu spät im Krankenhaus ankommen werden, denn die erste Entbindung geht normalerweise nicht so schnell vonstatten.

Sind Sie bereit? Kommen wir nun zum zweiten Teil unseres Handbuchs, in dem es um alles geht, was mit der Geburt zu tun hat.

Zweiter Teil

„Die Geburt: Was Sie erwartet und wie Sie damit umgehen können“

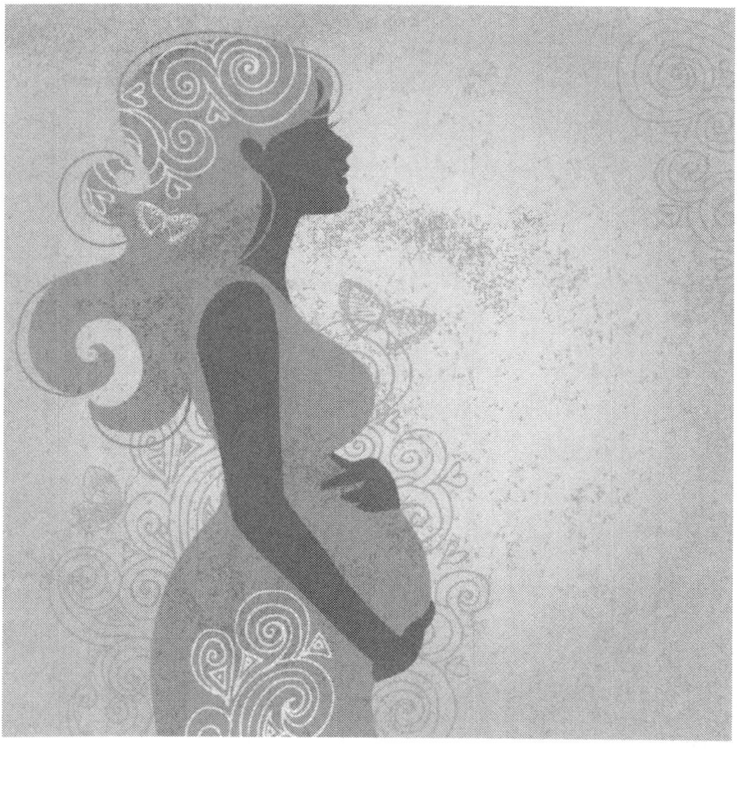

KAPITEL 1

Vorbereitungen

Im ersten Teil dieses Buches haben wir alle Aspekte der Schwangerschaft behandelt: die zu beachtende Lebensweise, die durchzuführenden Untersuchungen, mögliche Beschwerden, die Rolle des werdenden Vaters und die Entwicklung des Babys während der neun Monate.

Nun steht einer der wichtigsten Tage in Ihrem Leben bevor, und es ist an der Zeit, sich mit allen praktischen Aspekten der Geburt zu befassen, angefangen beim Geburtsvorbereitungskurs, über das Kofferpacken für das Krankenhaus bis hin zu den eigentlichen Wehen.

1.1 Umgang mit der Angst vor der Geburt (Der Vorbereitungskurs und die Entspannungs- und Atemtechniken)

Die Angst vor der Geburt ist für die meisten Frauen ein weit verbreitetes Gefühl, das sich verstärkt, je näher die Geburt rückt. Ich möchte Sie gleich beruhigen, indem ich Ihnen sage, dass das ein ganz normales Gefühl ist. Schließlich ist eine Geburt unfassbar aufregend, vor allem bei der ersten Geburt, wenn man nicht weiß, was auf einen zukommt. Der erste Rat, den ich Ihnen geben möchte, ist, sich nicht von „Horrorgeschichten“ und den Erfahrungen von Freunden und Verwandten beeinflussen zu lassen, sondern sich auf sich selbst und das Baby, das bald zur Welt kommt, zu konzentrieren.

Um Ihre Ängste in den Griff zu bekommen, können Sie ein paar Tricks anwenden, die Ihnen sicherlich helfen werden:

- Wählen Sie zunächst ein Krankenhaus oder eine Klinik, die Ihren Bedürfnissen entspricht, und einen Gynäkologen, der bereit ist, Ihnen zuzuhören und Ihre Zweifel aus dem Weg zu räumen.
- Sie sollten sich darüber im Klaren sein, dass die Wehen mit Sicherheit schmerzhaft sein werden, dass die Schmerzen aber aushaltbar sind und dass Sie auf Wunsch eine Epiduralanästhesie erhalten können.
- Umgeben Sie sich mit positiven Menschen und Ihren Liebsten, und teilen Sie ihnen Ihre Ängste und Befürchtungen mit. Ihre Sorgen werden gelindert und Sie werden sich sofort besser fühlen.
- Besuchen Sie einen guten Vorbereitungskurs, in dem Ihnen die Hebammen unter anderem Atemtechniken zur Schmerzkontrolle beibringen.

Der Geburtsvorbereitungskurs beginnt in der Regel um den sechsten/siebten Schwangerschaftsmonat. Ich empfehle jedoch, ihn bereits im ersten Trimester zu buchen. Der Geburtsvorbereitungskurs ist natürlich nicht obligatorisch, wird aber dringend empfohlen, da Sie und Ihr Partner durch die Teilnahme Informationen und Unterstützung erhalten und entspannter und besser vorbereitet in die Geburt gehen.

Sie fragen sich vielleicht: Ist es denn angemessen, dass mein Partner mit mir zum Kurs kommt? Das ist natürlich unerlässlich. Auf diese Weise fühlt er sich stärker einbezogen, bereitet sich auf das Geschehen im Kreißsaal vor und lernt, wie er sich während der Wehen und in den ersten Tagen nach der Geburt verhalten soll.

Sie können einen Geburtsbegleitungskurs in einer Beratungsstelle oder in dem Krankenhaus, in dem Sie sich für die Geburt entschieden haben, besuchen; die Kosten für den Kurs, der sowohl analog als auch online stattfinden kann, wird in der Regel von der Krankenkasse übernommen.

Doch was genau beinhaltet ein Geburtsvorbereitungskurs? Er besteht aus einer Reihe von Treffen, die jeweils in einen theoretischen und einen praktischen Teil unterteilt sind. Hebammen und Ärzte zeigen Ihnen, wie Sie mit den Situationen vor, während und nach der Geburt umgehen können. Sie erhalten Informationen darüber, wie Sie Wehen erkennen können, über Techniken zur Schmerzkontrolle, über die PDA und über die richtigen Positionen während der Wehen.

Es wird auch darüber gesprochen, wie Sie die ersten Tage nach der Geburt Ihres Babys, in denen Sie sich mit Windeln, Koliken, Baden und dem Anlegen der Nabelschnur beschäftigen müssen, mit Gelassenheit und Achtsamkeit bewältigen können. Besonderes Augenmerk wird in diesen Kursen auf das Thema Stillen gelegt (mehr dazu später).

Der Geburtsbegleitungskurs ist eine hervorragende Möglichkeit, andere Frauen im gleichen Schwangerschaftsalter wie Sie zu treffen, sich mit ihnen auszutauschen und ein Unterstützungs- und Freundschaftsnetzwerk für die Zeit nach der Geburt aufzubauen. Mit einigen dieser Frauen werden Sie sich wahrscheinlich auch nach der Geburt Ihrer Kinder weiter treffen... Ich kann Ihnen versichern, dass auf diese Weise schöne und dauerhafte Freundschaften entstehen! Ich habe bereits erwähnt, dass Sie während des Geburtsvorbereitungskurses einige Techniken zur Schmerzkontrolle erlernen werden, die Sie während der Wehen anwenden können.

Die Methoden der Schmerzbehandlung lassen sich in pharmakologische Methoden (z. B. Epiduralanästhesie, auf die wir später in diesem Kapitel eingehen werden) und natürliche Techniken wie Wassertauchen, Atmung, Massage und Hypnose unterteilen. Die assistierte Atmung mit Hilfe einer Hebamme kann Wehen und Dilatation fördern und die Ausschüttung von Endorphinen (so genannte Wohlfühlhormone, starke natürliche Schmerzmittel) anregen. Denken Sie daran, dass eine rhythmische und langsame Atmung Sie in einen entspannten Zustand versetzt, der Ihnen hilft, die Wehen besser zu bewältigen.

Sie werden lernen, dass Sie zu Beginn einer Kontraktion langsam und tief durch die Nase einatmen und nach ein paar Sekunden durch den Mund ausatmen müssen. Sie müssen während der gesamten Dauer der Kontraktion regelmäßig atmen und versuchen, kurze Atemzüge zu vermeiden. Wenn die Wehen stärker werden, beschleunigt sich natürlich spontan der Atemrhythmus, und es ist ratsam, jede Wehe mit einem Atemzug zu begleiten.

1.2 Was man ins Krankenhaus mitbringen sollte: Checkliste für Mutter, Kind und... Vater

Jetzt, wo sich das Ende der Schwangerschaft nähert, ist es am besten, nicht unvorbereitet zu sein und eine Tasche mit allem, was Sie während eines Krankenhausaufenthalts brauchen könnten, bereitzuhalten. Es gibt keinen bestimmten Zeitpunkt für die Vorbereitung einer Tasche für die Geburt, aber die Gewissheit, dass man für alle Eventualitäten gerüstet ist, kann den werdenden Eltern Sicherheit und Ruhe geben. Mein Rat ist, bis zur 36. Woche alles fertig zu haben.

Aber was soll in die Tasche? Im Allgemeinen stellt jedes Krankenhaus oder jede Klinik der werdenden Mutter eine spezifische Liste mit den Dingen zur Verfügung, die sie mitnehmen muss, aber es gibt einige allgemeine Hinweise, die nützlich sein können, um zu verstehen, was in die Tasche gehört. Zunächst einmal sollten Komfort und Einfachheit im Vordergrund stehen, und die werdende Mutter sollte sich nicht zu sehr auf die Jahreszeit und das Klima verlassen, denn in Krankenhäusern kann die Temperatur durch eine starke Heizung oder eine zu starke Klimaanlage verändert werden.

Sehen wir uns zunächst an, was die werdende Mutter braucht:

- ein lockeres, bequemes Nachthemd oder T-Shirt für die Arbeit
- ein Paar Hausschuhe und eine Duschhaube
- Nachthemden, die zum Stillen aufgeknöpft werden können
- Binden für die Zeit nach der Geburt: Es handelt sich um spezielle Binden, die sich von denen unterscheiden, die Sie während Ihrer Periode benutzen, und die dazu dienen, die sehr starken Blutungen nach der Entbindung zu stoppen.

- Wegwerfhosen
- Notwendigkeiten für die persönliche Hygiene
- Handtücher
- Stilleinlagen
- eine kleine Flasche Wasser und etwas zu essen
- einen Morgenmantel

Für das Baby benötigen Sie außerdem:

- drei Overalls
- drei Paar Baumwollsocken
- drei halbarmige Shirts
- kleine Windeln: einige Krankenhäuser stellen sie zur Verfügung, aber es ist gut, nicht unvorbereitet zu sein
- eine Decke
- eine Mütze
- Feuchttücher

Was die Größe der Babykleidung angeht, so empfehle ich die Größe 0-3 Monate. Eine gute Idee ist es, die Wechselklamotten in Plastiktüten zu verteilen, auf denen der Name der Mutter und des Babys steht.

Für den Papa... Sie vielleicht denken: Moment mal, was hat der Papa damit zu tun? Nun, er wird seine Kamera, sein Ladegerät und vielleicht einen iPod benötigen, damit er während der Wehen entspannende Musik hören kann.

Wichtig: Zusätzlich zu diesen Gegenständen sollten Sie Ihre medizinischen Unterlagen, Ihre Dokumente (Personalausweis, Steuernummer) und, falls Sie planen, einen Geburtsplan zu erstellen, diesen auch in Ihre Tasche packen.

Der Geburtsplan, auf Englisch *birth plan*, ist in den angelsächsischen und nordeuropäischen Ländern sehr verbreitet.

Was genau ist das? Dabei handelt es sich um ein von der Gebärenden (und möglicherweise auch von ihrem Partner) unterzeichnetes Dokument, das auf den Namen der Einrichtung ausgestellt ist, in der sie sich für die Geburt entschieden hat, und in dem sie ihre Präferenzen und Wünsche in Bezug auf die Entbindung schriftlich zum Ausdruck bringt.

Der Geburtsplan ist nicht verpflichtend und stellt keinen rechtsverbindlichen Vertrag dar, kann aber dazu beitragen, dass die Geburt in einer sensiblen, vertrauensvollen und möglichst respektvollen Atmosphäre abläuft. Außerdem ist es nützlich, sich in dieser heiklen Zeit der eigenen Bedürfnisse und Rechte bewusst zu werden und darüber nachzudenken, welche Situationen und Möglichkeiten während der Wehen und nach der Geburt auf einen zukommen können.

Ein weiterer Ratschlag zur Geburtsvorbereitung lautet, das Krankenhaus und die Entbindungsstation, in der Sie entbinden werden, vorab zu besuchen, um sich mit der Umgebung vertraut zu machen und sich bei der Einweisung weniger unwohl zu fühlen. Vergewissern Sie sich, dass Sie wissen, wie Sie das Krankenhaus erreichen und wohin Sie gehen müssen, wenn Sie dort ankommen. Sie und Ihr Partner könnten auch versuchen, die Strecke zwischen Ihrem Wohnort und dem Krankenhaus während der Hauptverkehrszeit zurückzulegen, um herauszufinden, wie lange es dauert, dorthin zu gelangen.

Apropos Partner: Haben Sie mit Ihrem Partner über die Möglichkeit gesprochen, dass er bei der Geburt dabei ist?

Galt die Geburt bis vor wenigen Jahren noch als „Frauensache“ und war Männern völlig verwehrt, so entscheiden sich heute fast alle werdenden Väter, der Geburt ihres Kindes beizuwohnen. Ihrem Partner muss klar gemacht werden, dass die Teilnahme an der Geburt keine Pflicht ist. Er kann dabei sein, wenn er möchte, aber seine Entscheidung muss frei und ohne Druck von außen getroffen werden. Diesen Schritt zu tun, ohne davon überzeugt zu sein, würde ihn in der Tat in Unbehagen versetzen (oder ihn sogar traumatisieren), was für die Gebärende sehr kontraproduktiv wäre.

Wenn Ihr Partner am Geburtsvorbereitungskurs teilgenommen hat, sollte er ziemlich gut auf das vorbereitet sein, was passieren wird, und er sollte sich bewusst sein, dass er Zeuge intensiver Momente und starker Szenen, aber auch des unglaublichsten Wunders von allen sein wird. Seine Aufgabe während der Wehen besteht im Wesentlichen darin, der werdenden Mutter zu helfen und sie zu unterstützen, sie vielleicht zu massieren und sie daran zu erinnern, zwischen den Wehen zu atmen, oder ihr einfach zuzuhören und sie zu trösten.

KAPITEL 2

Wehen und Geburt: Was Sie im Kreißsaal erwartet

In diesem Kapitel werden wir uns ansehen, was zu Beginn der Wehen passiert und wie man die Wehen mit Hilfe von Schmerzbehandlungstechniken friedlich erleben kann.

2.1 Was ist zu tun, wenn die Wehen eingesetzt haben?

Sie haben nun das Ende dieser unglaublichen Reise erreicht, und Ihr Baby könnte jeden Moment auf die Welt kommen.

Sie haben den Vorbereitungskurs besucht, Sie haben Ihre Tasche gepackt. Kurzum: Theoretisch sind Sie bereit, aber in der Praxis sind Sie sich nicht sicher, ob Sie die Anzeichen erkennen können, die Ihnen sagen, dass die Wehen eingesetzt haben und es Zeit ist, ins Krankenhaus zu gehen.

Zunächst möchte ich Sie beruhigen, denn es ist sehr selten, dass eine Frau innerhalb von 4 Stunden nach Einsetzen der Wehen entbindet, und bei einer Erstgebärenden kann es 12 bis 18 Stunden dauern, bis sie entbindet. Daher ist es vernünftig zu sagen, dass Sie von dem Moment an, in dem die Wehen einsetzen, genügend Zeit haben, um Ihre Sachen zu packen und zu der Einrichtung zu fahren, die Sie für die Geburt ausgewählt haben.

Natürlich gibt es einige Anzeichen dafür, dass die Wehen unmittelbar bevorstehen. Schauen wir uns gemeinsam an, worauf wir achten müssen:

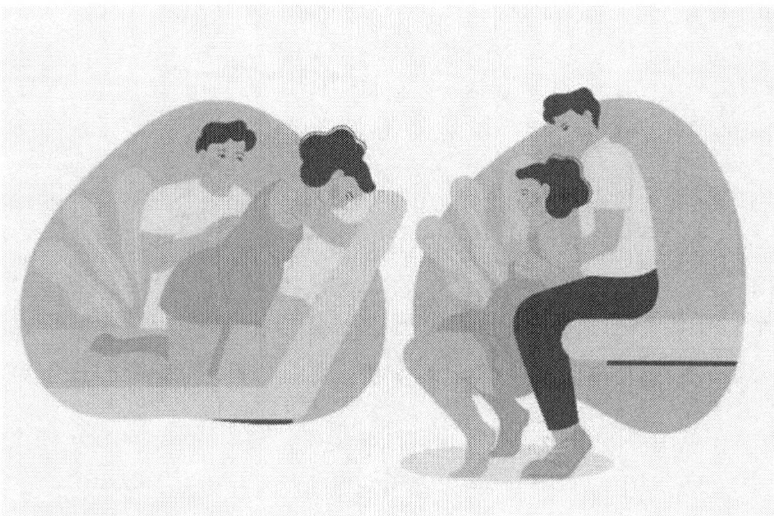

Verlust des Schleimpfropfens: Wenn der Zeitpunkt der Geburt näher rückt, können vorbereitende Wehen zum Verlust des Schleimpfropfens führen, einer schützenden Barriere, die sich seit den ersten Schwangerschaftswochen im Gebärmutterhals gebildet hat. Dies ist ein deutliches Zeichen dafür, dass sich „etwas bewegt", aber es ist nicht sicher, dass Sie nach dem Verlust des Pfropfens innerhalb weniger Stunden gebären werden. Manchmal können sogar mehrere Tage zwischen diesem Ereignis und dem Einsetzen der Wehen vergehen.

Blasensprung: Der Blasensprung (besser bekannt als Wasserbruch) tritt auf, wenn die Eihäute reißen und das Fruchtwasser in Form eines meist farblosen, wässrigen Ausflusses, der auch sehr reichlich sein kann, aus der Scheide austritt. Der Blasensprung tritt häufig während der Wehen auf; natürlich kann er auch schon früher auftreten, aber entgegen der landläufigen Meinung ist dies nicht häufig: Tatsächlich beginnen nur 10 % der Wehen auf diese Weise. Sollte Ihre Fruchtblase jedoch platzen, wenden Sie sich an Ihren Gynäkologen oder Ihre Hebamme, denn in den meisten Fällen setzen die Wehen innerhalb von 36 Stunden nach dem Platzen der Fruchtblase ein.

Kontraktionen: Das Einsetzen der Wehen ist das bekannteste und offensichtlichste Anzeichen dafür, dass sich die Wehen nähern. Seien Sie jedoch vorsichtig, denn die Wehen durchlaufen eine **„latente" Phase**, die bis zu mehreren Tagen dauern kann, mit Schmerzen, die kommen und gehen.

Echte Wehen sind durch regelmäßige Kontraktionen mit einer Erweiterung des Gebärmutterhalses gekennzeichnet, der sich verengen und erweichen muss, damit das Baby durch ihn hindurch in den Geburtskanal gelangen kann. Wenn Sie Wehen haben, der Muttermund sich aber noch nicht geweitet hat, befinden Sie sich in der latenten Wehenphase.

Die Wehen beginnen mit leichten, menstruationsähnlichen Krämpfen, die allmählich regelmäßig und immer schmerzhafter werden. Manche Frauen spüren sie im Rücken (wie ich!), andere im Unterbauch. Wenn die Wehen dicht beieinander liegen, nicht durch einen Positionswechsel verschwinden, regelmäßig auftreten (z.B. im Abstand von 20 Minuten) und immer häufiger und schmerzhafter werden, dann ist es Zeit, ins Krankenhaus zu gehen!

Weitere mögliche Anzeichen für die bevorstehenden Wehen sind Sodbrennen, Erbrechen und Durchfall, Unruhe, Rastlosigkeit und ein Unwohlsein, das einer leichten Grippe ähnelt. Auch ein unkontrollierbarer Drang, das Haus zu putzen, um es für den Neuankömmling vorzubereiten, kann auftreten, auch wenn es Ihnen seltsam erscheinen mag!

2.2 Techniken der Schmerzbehandlung

Die Geburt eines Kindes ist eine der stärksten und intensivsten Erfahrungen im Leben einer Frau. Wenn Sie sich fragen, ob es sehr schmerzhaft sein wird, kann ich Ihnen die Antwort geben: „Es kommt darauf an." Die Schmerzkurve ist von Frau zu Frau sehr unterschiedlich, und Schmerzen während der Wehen sind ein subjektives Phänomen, das von vielen Faktoren abhängt, unter anderem von der Größe und Position des Babys und der Größe des Beckens. Denken Sie immer daran, dass die Geburt ein natürlicher Prozess ist, der bei den meisten Frauen ohne Komplikationen abläuft.

Außerdem können Schmerzen, wie bereits erwähnt, durch natürliche und pharmakologische Methoden gelindert werden. Wir wissen, dass die unterstützte Atmung eine gute Hilfe bei der Kontrolle sein kann, genauso wie eine Geburt im Wasser eine gute Wahl sein kann, wenn Sie die Möglichkeit dazu haben.

Die Wassergeburt ist eine Alternative, die von einigen Krankenhäusern und Kliniken (nicht vielen!) angeboten wird und bei der die Mutter die Wehen in einer speziellen, mit warmem Wasser gefüllten Wanne erlebt. Diese Modalität ist gesunden Frauen mit einer abgeschlossenen physiologischen

Schwangerschaft vorbehalten und kommt bei einer Zwillingsgeburt nicht in Betracht.

Unter den pharmakologischen Techniken zur Schmerzbehandlung ist die **Epiduralanalgesie** zweifellos die am weitesten verbreitetete, eine Regionalanästhesie, die in der Injektion von Anästhetika auf Höhe des Epiduralraums des Rückenmarks besteht und durch das Einführen eines Katheters gekennzeichnet ist, durch den die Verabreichung des Anästhetikums zeitlich dosiert werden kann.

Die Epiduralanästhesie hat den unbestreitbaren Vorteil, dass sie die Schmerzen der Wehen und der Geburt fast vollständig ausschaltet und es der Frau ermöglicht, bei vollem Bewusstsein aktiv an der Geburt teilzunehmen. Die Epiduralanästhesie kann nur von einem Anästhesisten durchgeführt werden, und um sie zu beantragen, ist eine anästhesiologische Untersuchung im dritten Schwangerschaftsdrittel erforderlich.

Diese Art der Anästhesie ist eine sehr wirksame Wahl, um zu starken Schmerzen während der Wehen zu vermeiden. Andererseits ist es möglich, dass die Wehen bei dieser Art der Anästhesie länger dauern und dass die Mutter einige Nebenwirkungen wie starke Kopfschmerzen (die nach einigen Tagen von selbst verschwinden), Rückenschmerzen oder einen vorübergehenden Blutdruckabfall verspürt.

2.3 Die drei Phasen der Arbeit

Zusammenfassend lässt sich also sagen: Wenn Sie schmerzhafte und regelmäßige Wehen haben, die häufiger, länger und stärker werden, sollten Sie ins Krankenhaus gehen, da die Wehen höchstwahrscheinlich eingesetzt haben. Lassen

Sie uns gemeinsam verstehen, was in diesen Momenten mit Ihrem Körper geschieht. Wehen sind Krämpfe der Gebärmuttermuskulatur, die darauf abzielen, das Baby in den Geburtskanal zu drücken.

Der Begriff „Wehen" hingegen bezieht sich auf den Prozess, der durch die Erweiterung des Gebärmutterhalses von 0 bis 10 Zentimetern zur Geburt Ihres Babys führt.

Die eigentliche Geburt kann in drei Phasen unterteilt werden:

- Eröffnungsphase
- Austreibungsphase
- Nachgeburtsphase

Die Eröffnungsphase, die längste Phase, dauert vom Beginn der regelmäßigen Wehen bis zur vollständigen Öffnung des Muttermundes (10 cm). Im Durchschnitt dauert diese Phase bei einer Erstgeburt nicht länger als 12 Stunden und bei späteren Geburten nicht länger als 10 Stunden. Wenn die Wehen weit fortgeschritten sind, d. h. bei einer Dilatation von etwa 4 bis 5 Zentimetern, wird Ihnen auf Ihren Wunsch hin eine Epiduralanästhesie verabreicht, sofern das Krankenhaus diese anbietet. In dieser Zeit werden Sie wahrscheinlich das Bedürfnis verspüren, sich zu bewegen, um eine Position zu finden, in der Sie sich wohlfühlen: Sie können gehen, sitzen, hocken – lassen Sie sich von Ihrem Instinkt leiten, und Sie werden die für Sie am besten geeignete Art und Weise finden, die Wehen einzuleiten. Am Ende dieser ersten Phase der Wehen ist der Gebärmutterhals vollständig geweitet, die Wehen sind sehr stark und liegen dicht beieinander, so dass zwischen den einzelnen Wehen nur wenig Zeit zum Ausruhen bleibt.

Die Austreibungsphase ist die Phase von der vollständigen Dilatation bis zur Geburt des Kindes. Was tun Sie in dieser Phase? Pressen! Mit jeder Wehe sinkt das Baby ein Stück weiter in den Geburtskanal, bis der Kopf sichtbar wird. Es ist so weit, das Baby kommt! In dieser Phase verspüren Sie das dringende Bedürfnis zu pressen, das Sie nicht kontrollieren können. Es ist ein Gefühl, das alle Frauen, die kurz vor der Geburt stehen, erleben. Es nennt sich Prämythmie und es ist fast unmöglich, es nicht zu erkennen. Die Hebamme hilft Ihnen dann, indem sie Sie anleitet und ermutigt, in dem Moment zu pressen, in dem die Wehe ihren Höhepunkt erreicht, und zwischen den Wehen zu ruhen.

Denken Sie daran, dass die Geburt in vielen Positionen stattfinden kann, nicht nur auf dem Rücken, in der „gynäkologischen Position“, die der Schwerkraft entgegenwirkt. Es gibt keine Regeln, und Sie haben das Recht, die Position frei zu wählen, in der Sie sich am wohlsten fühlen. Viele Frauen ziehen es vor, in sogenannten aufrechten Positionen zu gebären, z. B. in der Hocke oder auf allen Vieren.

Wenn das Köpfchen sichtbar wird, bittet die Hebamme Sie zu pressen, damit es herauskommt, und mit einem letzten Stoß kommt auch der Rest des kleinen Körpers heraus. Wenn das Baby groß ist, kann in diesem Stadium ein chirurgischer Schnitt in der Scheide vorgenommen werden, der so genannte **Dammschnitt**, um die Gefahr von Rissen zu vermeiden.

Die Nachgeburtsphase: Endlich ist Ihr Baby auf der Welt! Mit einem letzten Stoß stoßen Sie die Plazenta, die Eihäute und die Nabelschnur ab, und die Hebamme oder der Arzt näht den Dammschnitt oder den Riss. Das Baby wird auf Ihre Brust gelegt, und die Hebamme durchtrennt die Nabelschnur (manchmal kann der Vater dies auch selbst tun).

Eine Minute nach der Geburt wird jedes Baby dem Apgar-Test unterzogen, der nach fünf Minuten wiederholt wird und aus einer Reihe von Kontrollen besteht, die den Gesundheitszustand des Neugeborenen unter Berücksichtigung von fünf Vitalparametern schnell ermitteln.

Die Geburt kann als abgeschlossen betrachtet werden. In den folgenden Stunden wird die Mutter engmaschig überwacht, um den Blutverlust festzustellen und Blutdruck, Puls und Temperatur zu kontrollieren.

2.4 Kaiserschnitt

Der Kaiserschnitt ist ein chirurgisches Verfahren, das die natürliche Geburt ersetzt und einen Schnitt im Bauch und in der Gebärmutter erfordert, um die Geburt des Kindes zu ermöglichen. In den meisten Fällen bestehen für Mutter und Kind keine Kontraindikationen für einen Kaiserschnitt, aber es handelt sich dennoch um einen eigenständigen chirurgischen Eingriff, der nicht völlig risikolos ist.

Ein Kaiserschnitt ist in bestimmten Situationen notwendig. Zunächst einmal muss man zwischen einem **geplanten und einem Notkaiserschnitt** unterscheiden.

Im ersten Fall handelt es sich um eine im Voraus geplante Operation, z. B. bei einer Zwillingsschwangerschaft, einer

Steißlage des Kindes oder bei besonderen gesundheitlichen Problemen der Mutter. Sie wird normalerweise zwischen der 38. und 39. Schwangerschaftswoche durchgeführt.

Ein Not-Kaiserschnitt hingegen wird durchgeführt, wenn das Kind während der Wehen Anzeichen von Not zeigt und sofort entbunden werden muss.

Der Eingriff ist nur sehr kurz, nicht länger als eine Stunde, und die Mutter erhält in der Regel eine Epidural- oder Spinalanästhesie, so dass sie wach bleiben und das Baby unmittelbar nach der Geburt halten kann. Bei einem Kaiserschnitt ist der Leidensdruck nicht groß, aber der postoperative Verlauf kann sehr schmerzhaft sein, und die Erholungszeit ist viel länger als bei einer natürlichen Geburt. In der Regel wird die frischgebackene Mutter bereits am Tag nach der Operation gebeten, das Bett zu verlassen, und nach 4-5 Tagen kann sie nach Hause gehen. Die Fäden werden vom Arzt entfernt, aber in den meisten Fällen werden sie nach ein paar Wochen wieder resorbiert.

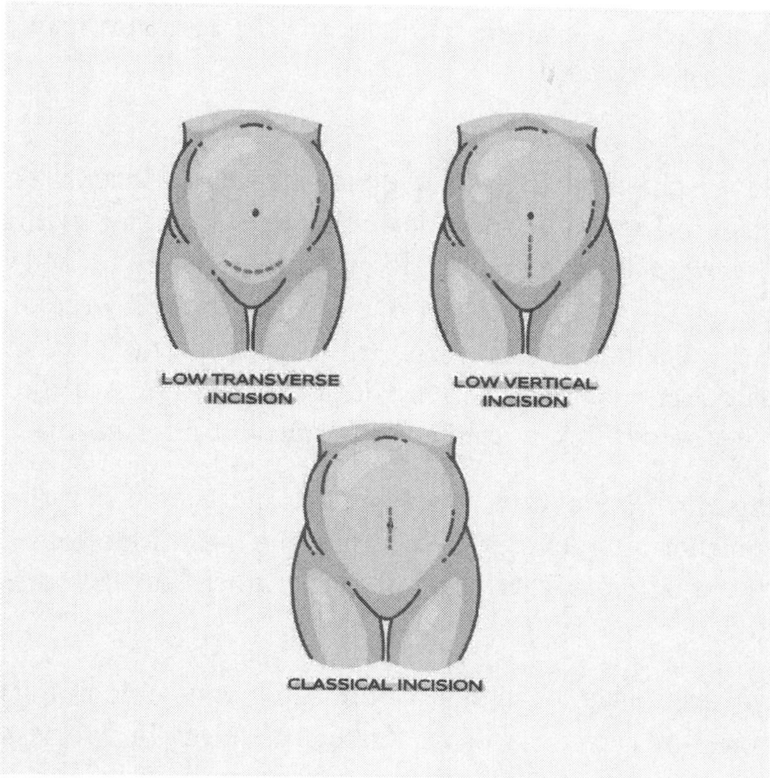

Bis vor einigen Jahren wurde Frauen, die sich einem Kaiserschnitt unterzogen hatten, von den Ärzten geraten, diesen Eingriff bei jeder weiteren Geburt zu wiederholen, da sie befürchteten, dass die Narbe der Gebärmutter während der Wehen reißen könnte. Inzwischen hat sich das geändert, und wenn keine Gegenanzeigen vorliegen, kann die werdende Mutter auch nach einem Kaiserschnitt auf natürlichem Wege gebären. In diesem Fall spricht man von VBAC (Akronym für Vaginal Birth after Cesarean).

Nach der Entbindung, ob auf natürlichem Wege oder per Kaiserschnitt, kommt es zu einem starken Blutverlust, dem so genannten **Wochenfluss**, der dazu dient, Schleimreste, Gewebe und Blut aus der Gebärmutter zu entfernen.

Erinnern Sie sich an die Binden, die Sie in Ihrer Krankenhaustasche hatten?

Sie halten zwischen drei und sechs Wochen an, durchlaufen aber verschiedene Phasen, in denen sie sowohl ihre Farbe als auch ihre Intensität verändern: Anfangs sind sie leuchtend verrot, werden dann heller, bis sie in den folgenden Wochen verschwinden. In den ersten Tagen nach der Geburt werden Sie auch Gebärmutterstiche erleben, unangenehme, aber nicht schmerzhafte Kontraktionen, die notwendig sind, um die Gebärmutter auf ihre normale Größe zurückzuführen.

Verwechseln Sie den Wochenfluss nicht mit der ersten Menstruation nach der Geburt, auf die Sie mindestens drei oder vier Monate warten müssen, oder noch länger, wenn Sie stillen.

Etwa drei Tage nach der Entbindung (bei einem Kaiserschnitt fünf) können Sie das Krankenhaus endlich verlassen. Die neun Monate der Schwangerschaft sind vorbei, und Sie haben die Strapazen der Geburt hinter sich gelassen. Es ist Zeit, nach Hause zu gehen und ein neues Abenteuer zu beginnen!

Dritter Teil

„Zu Hause mit Ihrem Baby“

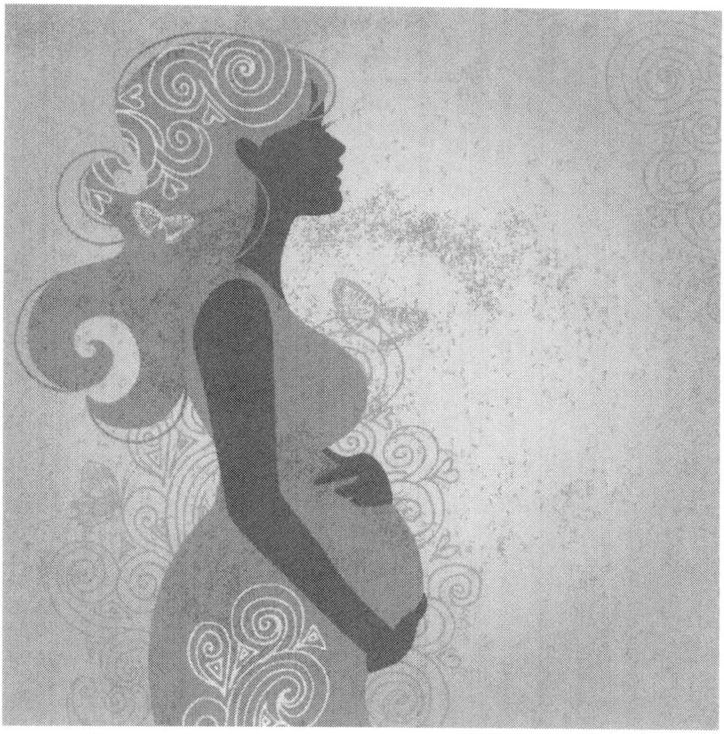

KAPITEL 1

Ratschläge für neue Mütter

Cer Begriff **„Wochenbett"** bezeichnet den Zeitraum von sechs Wochen nach der Geburt. Es ist eine ganz besondere Phase im Leben einer Frau, die enorme Veränderungen und starke Emotionen mit sich bringt. Leider belastet unsere Gesellschaft die frischgebackenen Mütter mit überzogenen Erwartungen. Unmittelbar nach der Geburt sollten wir bereits aktiv, fit und natürlich auf Wolke sieben sein!

Außerdem erwarten alle um Sie herum, von Ihrem Partner bis zu Ihren Verwandten, dass Sie genau wissen, was zu tun ist.

Doch die Realität ist viel komplexer als dieses Bild: Ein Kind zu bekommen ist zweifellos ein magisches Ereignis, aber gleichzeitig auch im wahrsten Sinne des Wortes erschütternd, da es eine Reihe tiefgreifender physischer und psychischer Veränderungen mit sich bringt.

Die Geburt eines Kindes bedeutet auch die Geburt einer Familie, die Zeit und Ruhe braucht, um zur Ruhe zu kommen und ihr Gleichgewicht zu finden.

Die Tage nach der Geburt sind heikel und komplex, denn gerade in diesen Momenten werden die Grundlagen für die

Beziehung zwischen Mutter und Kind gelegt. Wenn Sie sich von den Strapazen der Geburt gut erholen und die ersten Tage Ihres neuen Lebens bestmöglich bewältigen können, werden Sie sicherlich weniger von der Traurigkeit betroffen sein, die oft nach der Geburt auftritt.

1.1 Baby Blues und postpartale Depression

Unmittelbar nach der Geburt sinkt der Östrogen- und Progesteronspiegel stark ab, was zu Traurigkeit, Melancholie und Tränenfluten führt: Das ist der Babyblues (oder **Mutterschaftsblues**), eine Phase starker emotionaler Instabilität, die vor allem auf die abrupten hormonellen Veränderungen in unserem Körper zurückzuführen ist.

Wahrscheinlich werden Sie oft weinen, desorientiert und verwirrt sein und denken, dass Sie nicht in der Lage sein werden, sich um Ihr Kind zu kümmern... Ich kann Ihnen jedoch versichern, dass Sie es schaffen werden! Dieses Auf und Ab der widersprüchlichen Gefühle, das Sie erleben werden, ist völlig normal und bedarf keines medizinischen Eingriffs, sondern lediglich der Unterstützung und Beruhigung durch Ihre Angehörigen.

In der Tat ist der Babyblues eine vorübergehende Störung, die innerhalb weniger Tage wieder verschwindet, im Gegensatz zur postnatalen Depression, die ein größeres Problem darstellt.

Wenn die Traurigkeit und Niedergeschlagenheit, die die allererste Phase nach der Geburt kennzeichnen, anhalten und sich negativ auf Ihr Leben auswirken, leiden Sie möglicherweise an einer postpartalen Depression.

Diese Komplikation ist in unserer Gesellschaft immer noch ein Tabu, über das man besser nicht spricht, obwohl etwa 10 % der Frauen darunter leiden.

Eine postpartale Depression tritt in der Regel in den ersten Wochen nach der Geburt auf, kann aber auch erst nach mehreren Monaten in Erscheinung treten. Zu den Anzeichen, auf die man achten sollte, gehören chronische Müdigkeit, Panikattacken, Appetitlosigkeit, Schlaflosigkeit, starke Stimmungsschwankungen, ein starkes Gefühl der Unzulänglichkeit und der Verlust des Interesses an allem um einen herum.

Wenn Sie zwei oder mehr dieser Symptome aufweisen, ist es ratsam, dass Sie sich sofort an Ihre Hebamme oder Ihren Hausarzt wenden, die Sie unterstützen und Ihnen die für Ihre Probleme am besten geeignete Maßnahme empfehlen werden, die in einer psychologischen Therapie, einer Gruppentherapie oder der Einnahme von Antidepressiva bestehen kann.

Die Ursache für postnatale Depressionen ist unklar, aber es gibt sicherlich bestimmte Gruppen von Frauen, die mit größerer Wahrscheinlichkeit an dieser Krankheit leiden, z. B. Frauen mit einer persönlichen Vorgeschichte von Depressionen oder mit psychischen Problemen in der Familie.

Weniger gefährdet sind junge Mütter, die sich auf starke soziale Bindungen und die Hilfe und emotionale Unterstützung von Verwandten und Freunden verlassen können.

1.2 Die Entwicklung der Bindung zwischen Mutter und Kind

Die Betreuung eines Neugeborenen kann anstrengend und ermüdend sein, und es dauert seine Zeit, sich an die Elternschaft zu gewöhnen. Denken Sie daran, dass es völlig normal ist, sich in der ersten Zeit von der neuen Situation überfordert zu fühlen, unzulänglich und unsicher in Bezug auf Ihre Fähigkeiten als Mutter. Vielleicht fühlen Sie sich auch nicht so glücklich, wie es alle erwarten. Auch dieses Gefühl ist völlig normal und kommt bei vielen von uns vor!

Die Entwicklung einer Bindung ist eine individuelle und sehr persönliche Erfahrung. Manche Frauen spüren sofort eine sehr starke Bindung zu ihrem Kind, andere brauchen Wochen. Sie werden sehen, dass Sie und Ihr Kind sich kennenlernen und eine tiefe Bindung aufbauen werden, in Ihrem eigenen Tempo und ohne Eile. Konzentrieren Sie sich auf Ihr Kind, und denken Sie daran, dass der gegenseitige Kontakt die Produktion von Oxytocin, dem Bindungshormon, fördert.

In diesem Zusammenhang führte der berühmte britische Psychologe und Psychoanalytiker **John Bowlby** in den 1950er Jahren äußerst interessante Studien darüber durch, was in der Beziehung zwischen Mutter und Kind wirklich vor sich geht, und entwickelte eine Theorie, die „**Bindungstheorie**" genannt wird.

Zusammenfassend argumentiert **Bolwby**, dass der Bindungsstil, den ein Kind von Geburt an entwickelt, weitgehend davon abhängt, wie die Eltern, vor allem die Mutter, mit ihm umgehen.

Eine Mutter, die hilfsbereit und einfühlsam auf die Bedürfnisse ihres Kindes eingeht, schafft ein sicheres Fundament, auf dem das Kind aufwächst und Selbstwertgefühl und

Vertrauen in andere entwickelt. Ist die Bezugsperson hingegen nicht verfügbar und unempfänglich oder sogar abweisend, wirkt sich dies negativ auf die psychische Entwicklung des Kindes und seine zukünftigen Beziehungen aus.

Diese Studien zeigen, wie wichtig es für eine Mutter ist, ihrem Kind von Anfang an eine sichere Basis zu bieten, wobei unter einer sicheren Basis der „Ort" verstanden wird, von dem aus das Kind die Welt kennenlernt und zu dem es zurückkehren kann, wenn es das Gefühl hat, Schutz und Trost zu brauchen. **Es ist daher wichtig, dass sich die Bindung zwischen Mutter und Kind richtig entwickelt**, denn daraus leitet sich die Fähigkeit des Kindes ab, sein künftiges Gefühlsleben zu organisieren.

Wenn Sie Zeit und Lust haben, empfehle ich Ihnen, mehr über Bolwbys Arbeit zu erfahren, die eine wirklich außergewöhnliche Ressource für uns Mütter ist.

Es steht außer Frage, dass die frischgebackene Mutter in den Wochen nach der Geburt Ruhe braucht... natürlich weiß ich, dass das schwierig ist, denn das Neugeborene nimmt all Ihre Zeit in Anspruch!

Es gibt jedoch Strategien, die Sie anwenden können, um sich etwas weniger müde zu fühlen. Achten Sie zunächst nicht auf das Chaos im Haus. Sieht es aus, als wäre eine Bombe explodiert? Das ist normal. Es ist schwierig genug, Zeit zum Duschen oder Kaffeekochen zu finden.

Ein weiterer guter Tipp ist, die **Besuche in den ersten Tagen** nach Ihrer Rückkehr nach Hause **auf ein Minimum zu beschränken.** Möchten Verwandte und Freunde das Kind sehen?

Sie müssen warten. Wenn sie wirklich zu Besuch kommen wollen, lassen Sie sie eine fertige Mahlzeit mitbringen oder bitten Sie um Hilfe beim Hausputz, damit Sie Zeit haben, sich dem Kind zu widmen, ohne sich um etwas anderes kümmern zu müssen.

Wissen Sie, was meine Stimmung früher sehr positiv beeinflusst hat? Ich nehme den Kinderwagen und gehe mit meinen Kindern in den Park. Das Laufen kann bereits in der ersten Lebenswoche beginnen. Ein **Spaziergang an der frischen Luft** wird Ihnen gut tun. Denken Sie daran, dass die Natur eine positive Wirkung auf die Psyche hat und Sie beide entspannen wird. Natürlich sollten Sie laute und verschmutzte Orte meiden, sich im Winter warm halten und im Sommer nicht während der heißesten Stunden ins Freie gehen.

Der letzte Ratschlag, den ich Ihnen gebe, ist auch der wichtigste: Versuchen Sie zu schlafen, wenn Ihr Kind einschläft, denn in den ersten anstrengenden Wochen nach der Geburt ist jeder Moment gut für ein erholsames Nickerchen.

Während des Wochenbetts richtet sich die Aufmerksamkeit aller auf die Mutter und das Kind, aber es ist auch die Zeit, in der sich der Wandel vom Paar zur Familie vollzieht, mit all den damit verbundenen Pflichten und Aufgaben, und bei diesem Wandel spielt der Vater eine entscheidende Rolle.

Es ist wahrscheinlich, dass sich der neue Vater in den ersten Tagen vom intimen Dialog zwischen Mutter und Kind ausgeschlossen fühlt, und es ist auch leicht möglich, dass er ein wenig eifersüchtig auf das Wesen ist, das die ganze Aufmerksamkeit seiner Partnerin auf sich zieht.

Versuchen Sie, ihn in den Tagesablauf einzubeziehen, geben Sie ihm Vertrauen. Lassen Sie ihn auch eine Beziehung zu seinem Kind aufbauen – er kann sich auch um das Baby kümmern, es halten, die Windeln wechseln. Wenn Sie nicht stillen, kann er für die nächtlichen Mahlzeiten sorgen, und wenn Sie stillen, denken Sie daran, dass es die Möglichkeit gibt, eine Milchpumpe zu benutzen.

Der neue Vater will Ihnen helfen. Lassen Sie sich von ihm helfen. Erwarten Sie nicht, dass Sie alles selbst machen. Lassen Sie sich von ihm praktisch und emotional unterstützen, lassen Sie ihn Ihr sicherer Hafen sein; seine Rolle ist eine andere als Ihre, aber sie ist ebenso wichtig für das Gleichgewicht Ihrer Familie.

1.3 Wie man den Alltag bewältigt (Windeln, Schlafen, Baden, Nabelschnur...)

Sie sind endlich mit Ihrem Kind zu Hause. Sie lernen sich gegenseitig kennen und Sie und Ihr Partner sammeln Erfahrungen in der Betreuung des Kindes.

Im Folgenden gebe ich Ihnen praktische Informationen und Ratschläge, wie Sie Ihre täglichen Aktivitäten in dieser arbeitsreichen Zeit am besten bewältigen können.

Windeln: Beginnen wir mit einem Thema, das man kaum als angenehm bezeichnen kann... ja, Sie haben richtig gelesen, ich spreche von Kacke. In den allerersten Lebenstagen scheidet das Neugeborene dunkel gefärbten Kot aus, das so genannte **Mekonium**. Also keine Panik, wenn du schwärzliche oder grünliche Kacke in deiner Windel findest. Nach der ersten Woche tritt der so genannte „Milchkot“ auf, der je nachdem, ob das Kind gestillt oder künstlich ernährt wird, unterschiedliche Farben und Eigenschaften aufweist.

In den ersten beiden Lebenstagen ist der Urin des Babys konzentriert und gelb, danach wird er zunehmend klar. Es ist wichtig, darauf zu achten, dass das Neugeborene regelmäßig pinkelt.

In den ersten Monaten sollte die Windel 6- bis 10-mal am Tag gewechselt werden, um Rötungen und Reizungen des Babypopos zu vermeiden (denken Sie daran, dass seine Haut viel zarter und empfindlicher ist als unsere), danach verringert sich die Anzahl der Wechsel. Sie können ihn nur mit lauwarmem Wasser oder parfümfreien Tüchern reinigen, und denken Sie daran, dass die Reinigung von vorne nach hinten erfolgt.

Bis vor einigen Jahren war die Verwendung von Wegwerfwindeln eine Zwangsentscheidung. Immer mehr Familien entscheiden sich jedoch für waschbare Windeln, d. h. für Stoffwindeln, die nach dem Gebrauch nicht weggeworfen, sondern in die Waschmaschine gesteckt und mehrmals verwendet werden können. In einer Zeit wie der unseren, die immer umweltbewusster wird, können diese Windeln eine echte Alternative sein, mit der Sie auch noch eine Menge Geld sparen!

Nabelschnur: Während der Schwangerschaft sichert die Nabelschnur das Überleben des Babys, indem sie es mit dem nötigen Sauerstoff versorgt und Abfallstoffe ausscheidet. Nach dem Durchtrennen der Nabelschnur verbleibt ein kleiner Stumpf am Bauch des Babys, der innerhalb von ein bis zwei Wochen austrocknet und von selbst abfällt, nachdem er hart und schwärzlich geworden ist.

Der Stumpf muss vollkommen trocken gehalten werden, um die Abtrennung zu erleichtern, und es ist besser, wenn er so lange wie möglich an der frischen Luft bleibt. Diese Restnabelschnur sollte zweimal täglich vorsichtig mit lauwarmem Wasser gereinigt, gut getrocknet und mit steriler Gaze und einem elastischen Netz geschützt werden. Es muss nicht mit Desinfektionsmitteln oder Alkohollösungen behandelt werden. Treten Rötungen, gelblicher Ausfluss und schlechter Geruch auf, ist es ratsam, den Kinderarzt zu benachrichtigen.

Baden und massieren: Wenn der Rest der Nabelschnur abgefallen ist, warten Sie noch ein paar Tage, bis die Narbe getrocknet ist, dann können Sie Ihr Baby zum ersten Mal baden. Dem Baby mag es anfangs nicht besonders gefallen und es wird sich vielleicht etwas unwohl fühlen, aber Sie werden sehen, dass es bald zu einem seiner Lieblingsmomente wird; es ist auch eine Gelegenheit für Kontakt und Intimität zwischen Eltern und Baby.

Natürlich ist es nicht notwendig, ein Baby jeden Tag zu baden, aber wenn es dem Baby gefällt, spricht nichts dagegen, es zur täglichen Gewohnheit zu machen. Achten Sie darauf, sanfte, parfümfreie Reinigungsmittel zu verwenden, vorzugsweise ölige und nicht schäumende.

In der Regel empfiehlt es sich, am späten Nachmittag oder Abend zu baden, da das Wasser eine entspannende Wirkung hat, die Muskeln lockert und den Schlaf fördert. Die Wassertemperatur sollte etwa 36 Grad betragen (dies kann mit einem Thermometer oder durch einfaches Eintauchen eines Ellbogens in das Wasser überprüft werden), und auch die Raumtemperatur sollte angenehm und angemessen sein.

Tauchen Sie das Baby in eine Babybadewanne, wobei Sie darauf achten, Nacken und Kopf zu stützen, und waschen Sie es mit der freien Hand sanft ab. In den ersten Monaten ist es am besten, wenn das Bad nicht länger als zehn Minuten dauert. Sobald es aus dem Wasser kommt, trocknen Sie es ab, indem Sie es abtupfen und nicht abreiben und darauf achten, dass alle Hautfalten gründlich getrocknet werden.

Denken Sie daran, vor dem Bad alles in Ihrer Nähe vorzubereiten: Alles muss in Reichweite sein, damit Sie nicht einmal für einen Moment weggehen müssen, wenn das Baby im Wasser ist.

Bitte denken Sie daran, dass es nicht eine Sekunde allein gelassen werden darf, während es im Wasser ist.

Eine angenehme Angewohnheit, um das Baderitual mit einem Höhepunkt abzuschließen, könnte eine Massage für Ihr Baby sein, eine der effektivsten Methoden, um es zu entspannen und zu verwöhnen. Achten Sie auf die Art der Massage, denn eine etwas stärkere Berührung könnte für ihn zu viel des Guten sein: bevorzugen Sie zumindest in den ersten Monaten leichte, kreisende Bewegungen.

Die Massage sollte durchgeführt werden, wenn das Kind ruhig ist, in einer angenehmen Umgebung mit angenehmer Temperatur und mit einem Öl, das speziell für empfindliche Haut geeignet ist.

Sie werden sehen, dass diese Praxis große Vorteile für die körperliche und emotionale Entwicklung Ihres Kindes mit sich bringt; es ist auch bekannt, dass Körperkontakt eine tiefere und bewusstere Bindung zwischen Kind und Elternteil fördert und hilft, Intimität und Komplizenschaft zu schaffen.

Schlaf: Heben Sie die Hand, wenn Sie die Geschichten über schlaflose Nächte von frischgebackenen Müttern noch nicht erschreckt hat...

Eines der ersten Probleme, mit denen Sie nach Ihrer Rückkehr nach Hause konfrontiert werden, sind die unregelmäßigen Schlafgewohnheiten Ihres Neugeborenen. In den ersten Lebenswochen schläft das Baby etwa 16 bis 20 Stunden am Tag, meist unregelmäßig, und wacht auf, wann immer ihm danach ist, ob Tag oder Nacht.

Allmählich wird sich dies ändern und die längere Schlafdauer wird sich in die Nachtstunden verlagern, aber in den ersten Wochen wird sein Rhythmus nur von seinen Bedürfnissen diktiert. Es wacht auf, wenn es Hunger hat oder wenn es etwas stört, zum Beispiel eine nasse Windel.

In dieser Phase ist es wichtig, seinen Rhythmus zu respektieren und es nicht zu wecken, auch nicht zum Füttern. Es braucht Schlaf, denn er ist für seine Entwicklung notwendig. Mit etwa drei Monaten beginnt sich ein regelmäßigerer Rhythmus herauszubilden, was zum Teil darauf zurückzuführen ist, dass sein Körper beginnt, Cortisol (das Hormon, das den Schlaf- und Wachrhythmus reguliert) zu produzieren.

Im Allgemeinen stellen sich Kinder im Alter von etwa 6 Monaten auf einen Schlaf-Wach-Rhythmus ein, aber bis zum Alter von mindestens drei Jahren wachen sie häufig auf. Es gibt Phasen, in denen die Häufigkeit des Aufwachens zunimmt, z. B. wenn das Zahnen zunimmt, während der Kindergartenzeit oder wenn sich „Trennungsangst“ entwickelt. Kurzum, Sie müssen Geduld haben, denn der Schlaf eines Kindes braucht Zeit, um sich zu regulieren.

Was ich jetzt schreibe, mag banal klingen, ist es aber nicht: Es gibt einfach Kinder, die mehr Schlaf brauchen, und andere, die weniger brauchen. Wenn Ihr Kind in der Nacht aufwacht, ist das nicht Ihre Schuld. Fühlen Sie sich nicht schuldig, weil Sie nicht wissen, wie Sie damit umgehen sollen. Mein Kinderarzt hat mir einmal gesagt, dass es zwei Arten von Kindern gibt: die, die sich den Schlaf gönnen, und die, die ihn bekämpfen. Das ist genau richtig, denn jedes Kind ist einzigartig, und seine Einzigartigkeit spiegelt sich auch in seiner Beziehung zum Schlaf wider.

Natürlich gibt es Tricks, mit denen Sie diese Schwierigkeiten besser in den Griff bekommen können, indem Sie versuchen, eine **„Schlafroutine“** zu etablieren: Versuchen Sie, Ihr Baby gegen sieben Uhr abends ins Bett zu bringen, nachdem Sie es gebadet und gefüttert haben. In den ersten Tagen wird es mindestens ein paar Mal in der Nacht aufwachen, aber mit zunehmendem Alter werden die Abstände zwischen den Mahlzeiten immer länger.

Vergessen wir nicht, dass ein Neugeborenes nur dann gut schlafen kann, wenn es ruhig ist, und wir können ihm dabei helfen, indem wir eine schlaffördernde Umgebung schaffen. Die Temperatur des Zimmers sollte zwanzig Grad nicht überschreiten, und das Baby muss sauber, trocken, nicht übermäßig zugedeckt und nicht hungrig sein.

Die praktischste und wirksamste Lösung, um die ersten Monate zu „überleben“, besteht darin, das Baby mit seinem Bettchen im Zimmer der Eltern neben der Mutter unterzubringen, damit Sie nachts nicht ständig aufstehen müssen.

1.4 Geheimnisse für das richtige Wachstum Ihres Kindes: Stillen und Abstillen

Und hier kommen wir zu dem am meisten diskutierten und umstrittenen Thema in der Welt der Mutterschaft: dem Stillen.

Inzwischen wissen wir alle, dass das Stillen für die Entwicklung und das Wachstum eines Babys entscheidend ist und dass Muttermilch die vollständigste Nahrung ist, die alle Nährstoffe enthält, die ein Baby in den ersten Lebensmonaten braucht. Außerdem stärkt es die Immunabwehr, verringert das Risiko von Allergien und Infektionen beim Baby und hilft, die Bindung zwischen Mutter und Kind zu stärken. Wenn Ihnen das alles nicht reicht, möchte ich noch hinzufügen, dass Muttermilch immer verfügbar und außerdem sehr billig ist!

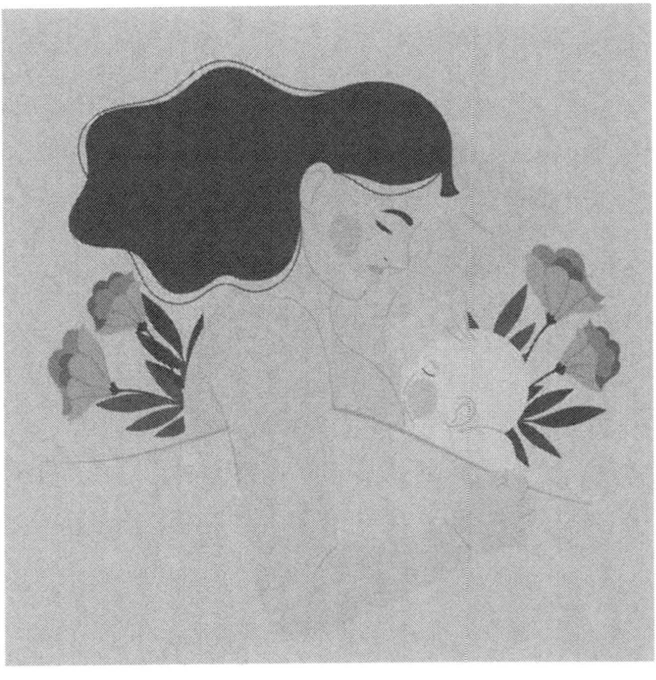

Aber Vorsicht: Stillen ist wichtig, aber die Gelassenheit der Mutter ist ebenso wichtig, denn eine gelassene Mutter ist eine bessere Mutter, und es ist wichtig, dass Sie von dieser Entscheidung überzeugt sind. Die Entscheidung, wie Sie Ihr Baby füttern, ist eine persönliche Entscheidung, die nur Sie selbst treffen können, und niemand hat das Recht, über Sie zu urteilen, nur weil er anders denkt.

Falls Sie also aus irgendeinem Grund nicht stillen können oder wollen, brauchen Sie kein schlechtes Gewissen zu haben, denn Ihr Kind wird auch mit Muttermilchersatz gut aufwachsen. Denken Sie immer daran, dass die Fütterung Ihres Babys mit Muttermilchersatz Sie nicht zu einer Mutter zweiter Klasse macht!

In den ersten Tagen nach der Geburt produzieren die Milchdrüsen eine dicke, **gelb gefärbte** Flüssigkeit, das **Kolostrum.** Wenn möglich, empfehle ich Ihnen, Ihr Baby sofort nach der Geburt an die Brust zu legen, auch wenn Sie noch keine Milch haben: Kolostrum ist reich an Substanzen, die für das Immunsystem des Babys nützlich sind, und auf diese Weise regen Sie auch den Milchfluss an.

Nach drei oder vier Tagen wird das **Stillen einsetzen**, und Sie werden es nicht mehr übersehen können: Ihre Brüste werden sehr warm und gespannt sein, vielleicht sogar ein wenig wund. Wenn Ihr Baby per Kaiserschnitt geboren wurde, hindert Sie das nicht am Stillen, aber es kann etwas länger dauern, bis die Milch ankommt.

Wenn Sie Ihr Baby stillen, müssen Sie eine bequeme Position suchen, vielleicht mit Kissen für sich selbst und einem Kissen, auf das Sie das Baby legen können; die natürlichste und beliebteste Position ist zweifellos die Halbliegeposition. Die beste Position ist aber die, die für Sie beide bequem ist.

Das Geheimnis des glücklichen Stillens ist die so genannte „gute Bindung“: Es gibt viele Möglichkeiten, das Baby an die Brust zu bekommen und mit dem Stillen zu beginnen, aber nur Sie können herausfinden, welche Methode in Ihrem speziellen Fall die beste ist.

Sie fragen sich wahrscheinlich: **„Woran erkenne ich, ob es richtig angesetzt ist?“** Nichts leichter als das: Wenn das Baby richtig angesetzt ist, bereitet das Füttern auf beiden Seiten keine Probleme.

„Wie kann ich feststellen, ob es genug isst?“ Diese Angst ist verständlich, wenn auch in der Regel unbegründet, denn die meisten Babys sind von den ersten Tagen an in der Lage, die Milchmenge selbst zu regulieren, insbesondere wenn sie gestillt werden. Im Allgemeinen können wir jedoch sagen, dass Ihr Kind genug isst, wenn:

- sie innerhalb von 15 bis 20 Tagen ihr Geburtsgewicht wiedererlangen und dann allmählich wieder zunehmen
- mindestens 6 oder 7 Windeln pro Tag einnässt und
- Ihre Brust nach dem Stillen weich ist.

Babys brauchen das **Stillen auf Abruf**, d. h. die Möglichkeit, sich an die Brust zu hängen, wann immer sie wollen. Je mehr das Baby an der Brust gehalten wird, desto mehr wird die Milchproduktion angeregt. In den ersten Monaten liegen die Fütterungen relativ dicht beieinander, zwischen 7 und 12 pro Tag. Wenn Sie Folgemilch verwenden, gibt es weniger tägliche Fütterungen, da Folgemilch weniger verdaulich ist als Muttermilch.

Eine weitere Frage, die sich frischgebackene Mütter oft stellen, lautet: „Wann ist der richtige Zeitpunkt, um mit dem Stillen aufzuhören?“ Die internationalen Organisationen für Kindergesundheit sind sich einig, dass die beste Ernährung bis zum Alter von sechs Monaten das ausschließliche Stillen ist. Danach ist es an der Zeit, mit der **Entwöhnung** zu beginnen, d. h. schrittweise feste und flüssige Nahrung (außer Milch) in den Speiseplan des Babys aufzunehmen. Parallel dazu kann man so lange stillen, wie man möchte.

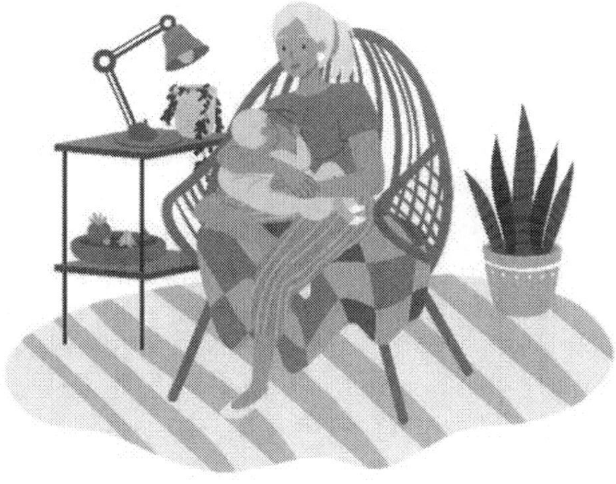

Und wie sieht es mit der richtigen Ernährung für die stillende Mutter aus? Um es gleich vorweg zu sagen: Es ist nicht nötig, in der Stillzeit eine spezielle Diät einzuhalten, sondern einfach eine ausgewogene und gesunde Ernährung zu sich zu nehmen, die keine Bestandteile ausschließt, sondern Obst, Gemüse, gesunde Fette und magere Proteine bevorzugt. Denken Sie daran, dass eine stillende Mutter etwa 500 Kalorien pro Tag mehr braucht als eine nicht stillende Mutter, also keine drastischen Diäten während dieser Zeit!

Wenn Sie glauben, nicht genug Milch zu haben, oder wenn Sie Probleme mit dem Stillen haben, wenden Sie sich an Ihre Hebamme oder Ihren Arzt, oder kontaktieren Sie die Vereinigungen zur Unterstützung stillender Mütter **ELACTA (European Lactation Consultants Alliance)** https://www.elacta.eu/ oder das **Europäische Institut für Stillen und Laktation** https://www.stillen-institut.com/.

Wenn Sie nicht genug Milch produzieren, um Ihr Kind zu ernähren, oder wenn Sie sich in einer Situation befinden, in der Sie nicht stillen können, haben Sie auch die Möglichkeit, sich an eine **Bank für gespendete Muttermilch zu** wenden, d. h. an eine Sammelstelle für frische Muttermilch, die bedürftigen Menschen zur Verfügung steht. Freiwillige Spenderinnen sind Mütter, die mehr Milch haben, als ihr Baby braucht, und die sich entschließen, diese zu spenden, um denjenigen zu helfen, die wenig haben.

Natürlich vergewissern sich die Mitarbeiter der Milchbank, dass alle Spenderinnen gesund sind und dass ihre Milch für das Baby, das sie erhält, sicher ist. In der Regel befinden sich diese Sammelstellen in Krankenhäusern, die über eine neonatale Intensivstation verfügen, da dieser Dienst häufig für Frühgeborene in Anspruch genommen wird. Wie Sie vielleicht schon bemerkt haben, ist das Stillen eine aufregende Erfahrung, aber es ist nicht ohne Hindernisse, vor allem in den ersten Monaten, in denen die Mutter auf Schwierigkeiten stoßen oder unter echten Beschwerden leiden kann. Werfen wir einen Blick auf die häufigsten Probleme, die beim Stillen auftreten können:

Rhagaden: Rhagaden sind Läsionen in der Mitte der Brustwarze, die schmerzhaft sind und manchmal bluten können.

Die Ursache für diese Schnitte liegt vor allem im falschen Saugen des Babys. In solchen Fällen sollte man sich zunächst Hilfe holen, um die Saughaltung des Babys zu korrigieren, das offensichtlich nicht richtig an der Brust sitzt. Zur Linderung können Sie eine heilende Creme verwenden und darauf achten, die Brust möglichst unbedeckt zu lassen. Versuchen Sie außerdem, das Baby anzulegen, bevor es zu hungrig ist, damit es weniger stark saugt. Stellen Sie das Stillen nicht ein, da Sie sonst Gefahr laufen, eine Brustverengung zu verursachen.

Brustdrüsenschwellung: Die Brustdrüsenschwellung ist eine Störung, die fast immer beide Brüste betrifft und auftritt, wenn einige Mahlzeiten ausbleiben oder das Baby nicht richtig angelegt wird. Dies führt zu einem Milchstau; um diesen zu beheben, ist es hilfreich, die Häufigkeit des Fütterns zu erhöhen oder sogar die Brüste manuell zu entleeren; vor dem Füttern können warm-feuchte Kompressen gemacht werden, um den Milchfluss anzuregen, und nach dem Füttern kalte Kompressen, um die Symptome zu lindern. In der Regel bessert sich die Situation nach kurzer Zeit, aber wenn sie sich nicht bessert, kann die Brustverstopfung zu einer Mastitis führen.

Mastitis: Mastitis ist eine Infektion, die fast immer nur eine Brust betrifft und durch eine unbehandelte Verstopfung, bakterielle Infektionen, aber auch durch starken Stress der Mutter entstehen kann. Sie äußert sich durch Schmerzen, Rötung und Erwärmung der Brusthaut; häufig ist Fieber vorhanden. Im Falle einer Brustentzündung sollten Sie Ihren Arzt aufsuchen, der Ihnen höchstwahrscheinlich ein Antibiotikum verschreiben wird (das natürlich mit dem Stillen vereinbar ist). Beachten Sie, dass sich eine unbehandelte Mastitis zu einem **Abszess** mit Eiteransammlung entwickeln kann, der mit einer Spritze abgesaugt oder chirurgisch abgeleitet werden muss.

1.5 Die Gesundheit Ihres Babys: Wie Sie mit Ängsten und Befürchtungen umgehen können

„Seit ich Mutter bin, habe ich vor allem Angst.“ Ich bin mir sicher, dass jede von uns diese Worte mindestens einmal gesagt oder gedacht hat.

Das ist zwar gut, weil es uns erlaubt, die Risiken zu erkennen und ihnen vorzubeugen, aber andererseits kann eine übermäßige Angst auch zu einer Einschränkung werden. Wenn es um unser Kind geht, kann man natürlich nie vorsichtig genug sein; also Augen auf und Kopf hoch, aber nicht unnötig ängstlich werden.

Doch wovor haben junge Mütter Angst? Vor allem! Dass sie nicht in der Lage sind, mit ihrem Kind umzugehen, dass sie es versehentlich verletzen, dass sie nicht genug Milch haben, um es zu ernähren. All diese Ängste sind verständlich, aber in den meisten Fällen unbegründet. Denken Sie daran: Sie sind durchaus in der Lage, Mutter zu sein. Lassen Sie sich nur Zeit, es zu lernen. Sie werden nicht als Eltern geboren!

Ich werde versuchen, Ihnen mit Ratschlägen zu helfen, wie Sie sich um die Gesundheit des Neugeborenen kümmern und wie Sie mit Ängsten und besonderen Situationen umgehen können.

Physiologische Abnahme: In den ersten Lebenstagen kommt es bei Neugeborenen zu einer Abnahme des Geburtsgewichts, der so genannten **physiologischen Abnahme**, die hauptsächlich auf den Flüssigkeitsverlust zurückzuführen ist. Dieser Gewichtsverlust beträgt in der Regel etwa 5-7 % des Gewichts des Babys und wird als physiologisch bezeichnet, da er natürlich und völlig normal ist. In der Regel erreicht das Baby nach 15-20 Tagen wieder sein Geburtsgewicht und beginnt dann allmählich zuzunehmen.

Um den physiologischen Rückgang zu kompensieren, ist ein frühzeitiger und korrekter Beginn des Stillens sehr wichtig. In der ersten Zeit nimmt das Baby etwa 500 Gramm pro Monat zu, aber das ist nur eine Schätzung. Jedes Baby ist anders. Wenn Ihr Baby in den ersten Monaten nicht viel wächst, wird der Kinderarzt Ihnen helfen, indem er wahrscheinlich eine vorübergehende Zugabe von Muttermilchersatz vorschlägt, damit es eine ausreichende Nährstoffzufuhr erhält.

Babygeschrei: Unter den Ereignissen, die frischgebackene Eltern am meisten erschrecken und beunruhigen, nimmt das Babygeschrei zweifellos einen Ehrenplatz ein. Wie Sie vielleicht schon erfahren haben, weint ein neugeborenes Baby oft, und das ist ganz normal. Das Problem ist, dass sein Weinen für uns, zumindest in der ersten Zeit, nicht zu verstehen ist. Warum weint es? Hat es Hunger, ist es müde, ist es vielleicht schmutzig oder hat es eine Kolik? Natürlich sind alle diese Gründe plausibel.

Denken Sie daran, dass Weinen die einzige Form der Kommunikation ist, die ein Neugeborenes hat, um uns seine Bedürfnisse mitzuteilen.

Ich weiß, Sie sind müde, Ihr Baby schreit ununterbrochen, und Sie wissen nicht, wie Sie dieses Weinen deuten sollen. Versuchen Sie doch einmal, sich in seine Lage zu versetzen:

Durch das Weinen weckt das Baby bei der Mutter den Reflex, sich um es zu kümmern, und sichert so sein Überleben.

Die Lösung, um das Weinen des Babys zu beenden, hängt davon ab, was der Auslöser ist. Wenn es also hungrig ist, gib ihm zu essen; wenn es schmutzig ist, zieh es um; wenn es müde ist, schaffe eine geeignete Umgebung, damit es einschlafen kann. Und wenn das alles nicht hilft, versuchen Sie, es zu beruhigen, indem Sie es einem Dauergeräusch wie einem Haartrockner zuhören lassen. Bei manchen Babys funktioniert das!

Was Sie auf keinen Fall tun dürfen (ich weiß, das ist nicht leicht), ist schreien oder weinen, denn das wird ihn nur noch mehr aufregen. Wenn Sie wirklich erschöpft sind, lassen Sie Ihren Partner oder eine andere geliebte Person die Arbeit übernehmen. Manchmal reicht eine halbe Stunde Pause, um sich zu regenerieren.

Koliken: In den ersten Lebensmonaten leiden etwa 25 Prozent der Säuglinge unter dieser Störung. Wenn Ihr Baby (meist am späten Nachmittag) anfängt, unaufhörlich zu weinen, seine Beinchen zu bewegen und die Fäuste zu ballen, dann leidet es wahrscheinlich unter Koliken. Zur Diagnose von Koliken wird die so genannte **„Dreierregel"** herangezogen. Wenn Ihr Baby mehr als drei Stunden pro Tag, mehr als dreimal pro Woche und mehr als drei Wochen lang weint, kann man von Koliken sprechen.

Es wird der Begriff „Kolik" verwendet, aber in Wahrheit weiß niemand so recht, was es ist oder was die Ursachen sind. Einigen Kinderärzten zufolge ist das Weinen, das mit Koliken in Verbindung gebracht wird, nur eine Möglichkeit für das Neugeborene, sein Unbehagen an einem bestimmten Punkt seiner Entwicklung auszudrücken. Die gute Nachricht ist, dass diese Störung nach dem dritten Lebensmonat, wenn sie denn eintritt, wieder verschwindet.

Aber wie kann man das Baby in der Zwischenzeit beruhigen? Sie können das Baby in ein Tragetuch legen und spazieren gehen, seinen Bauch warm halten oder es einfach kuscheln und auf den Bauch legen.

Zu den falschen Mythen im Zusammenhang mit Koliken gehört, dass die Ernährung der Mutter für das Auftreten von Koliken verantwortlich ist. Für diese Behauptung gibt es keine wissenschaftlichen Beweise. Die stillende Mutter sollte dennoch eine gesunde, ausgewogene Ernährung einhalten, allerdings ohne kategorische Ausschlüsse.

Es gibt also keinen Grund, mit dem Stillen aufzuhören, um Koliken zu behandeln, da es keinen Zusammenhang zwischen beiden gibt und Koliken bei gestillten und mit Ersatznahrung gefütterten Säuglingen gleichermaßen auftreten.

Sicheres Schlafen: Es ist äußerst wichtig, dass Sie wissen, wie Sie SIDS (Sudden Infant Death Syndrome) oder den plötzlichen Kindstod verhindern können.

Dieses Syndrom, der plötzliche und unerklärliche Tod des Säuglings während des Schlafs, tritt am häufigsten im Alter von sechs Monaten auf, danach nimmt das Risiko allmählich ab, bis es im Alter von einem Jahr ganz verschwindet.

Bitte setzen Sie alle diese Maßnahmen um, damit Ihr Kind sicher schlafen kann:

- Lassen Sie es auf dem Rücken schlafen: Es gilt als die beste Schlafposition für Babys.

- Lassen Sie es im Zimmer seiner Eltern schlafen (aber nicht im großen Bett)
- Setzen Sie es nicht Zigarettenrauch aus
- Verwenden Sie eine feste Matratze als Wiege und keine Kissen, Bumper oder Kuscheltiere
- Vermeiden Sie Temperaturen über 20 Grad im Schlafzimmer und decken Sie es nicht zu stark zu.

1.6 Wie man nach der Geburt eines Kindes wieder in Form kommt

Auch wenn Sie sich während der Schwangerschaft gesund und ausgewogen ernährt haben und sich auch nur leicht körperlich betätigt haben, werden Sie bis zur Geburt wahrscheinlich etwa 10-12 Kilo zugenommen haben, die Sie jetzt so schnell wie möglich wieder loswerden möchten.

Unmittelbar nach der Geburt werden Sie etwas Gewicht verlieren, aber seien Sie sich darüber im Klaren, dass die Erholungszeit nach der Geburt etwa ein Jahr beträgt, bis Sie Ihre frühere Körperform wieder erreicht haben.

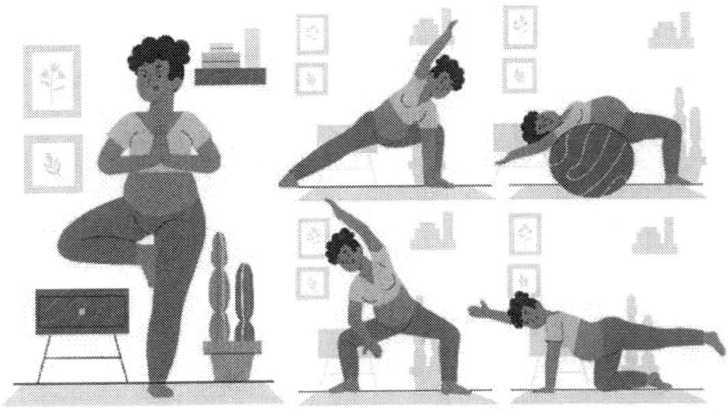

Ja, ich weiß, Sie können es kaum erwarten, Ihre Lieblingsjeans wieder zu tragen, aber es ist sinnlos und kontraproduktiv, in Eile zu sein: Sie müssen Ihren Körper respektieren, der Zeit braucht, um sich von der Schwangerschaft zu erholen. Die Devise muss lauten: mit Geduld und Beharrlichkeit zur Normalität zurückkehren.

Andererseits ist dies sicherlich nicht der Zeitpunkt für drastische Diäten, vor allem nicht, wenn Sie stillen. Essen Sie einfache, gesunde Lebensmittel, lassen Sie keine Mahlzeiten aus und schließen Sie keine Nährstoffe aus, auch keine Kohlenhydrate.

Wichtig ist, dass sie in der richtigen Menge eingenommen werden und dass die Ernährung abwechslungsreich ist, wobei viel Platz für Obst und Gemüse reserviert werden sollte. Vergessen Sie nicht, viel zu trinken, denn vor allem in der Stillzeit müssen Sie den Flüssigkeitsverlust wieder ausgleichen.

Um die Figur von vor der Schwangerschaft wiederzuerlangen, muss die richtige Ernährung natürlich mit körperlicher Aktivität einhergehen. Achten Sie aber darauf, dass Sie es nicht übertreiben!

Schwangerschaft und Geburt haben Ihren Körper stark verändert, und für die ersten 40 Tage nach der Geburt des Babys rate ich Ihnen: Achten Sie auf sich selbst, gehen Sie an der frischen Luft spazieren, ruhen Sie sich aus, wenn Ihr Baby schläft. Kurzum, folgen Sie dem Rhythmus Ihres Körpers und überfordern Sie sich nicht.

In der ersten Zeit sind zwanzig bis dreißig Minuten Gehen pro Tag die ideale Aktivität, um die Muskeln zu entspannen und gleichzeitig zu straffen.

Sobald das Wochenbett vorbei ist, können Sie mit sanften Sportarten wie Pilates beginnen, die sehr gut geeignet sind, um wieder in Form zu kommen. Mit Pilates kann man den Muskeltonus, die Beweglichkeit der Gelenke und die Atemtechniken trainieren, die eine wichtige stress- und depressionshemmende Funktion haben.

1.7 Umgang mit (unaufgeforderten) Ratschlägen und Urteilen

Es passiert jedem früher oder später, dass er mit einem Urteil oder einem (unaufgeforderten) „Ich würde das tun" konfrontiert wird. Das Lustige und, wie ich hinzufügen möchte, Komische an der Geburt eines Kindes ist, dass sich die Mutter sofort nach der Geburt von Fachleuten umgeben sieht, die sie nur wenige Monate zuvor noch nicht kannte.

Deshalb möchte ich Ihnen in diesem Abschnitt den richtigen Weg aufzeigen, wie Sie darauf reagieren können, ohne sich als Opfer ihrer Kritik zu fühlen.

Für viele findet das Wissen der Pseudo-Experten schon vor der Geburt statt. Ich lade Sie ein, sich die Pseudo-Experten als seltsame Gestalten vorzustellen, so dass alles, was sie Ihnen erzählen, kein Gewicht hat.

Abgesehen von diesem lustigen System müssen Sie wissen, dass jede Schwangerschaft „einzigartig" ist. Wenn Ihre Mutter oder Schwiegermutter auf eine bestimmte Weise entbunden hat, ist es nicht sicher, dass es auch bei Ihnen so sein wird. Es ist sehr wichtig, dass man sich nicht von sinnloser oder gar unbegründeter Kritik beeinflussen lässt.

Ihre Schwangerschaft ist EINZIGARTIG, und das stimmt auch, aber Sie sind die erste, die dieses Wort verinnerlichen muss, und wenn Sie das schaffen, werden alle unpassenden Stimmen wie ein Rauschen klingen.

Die Tätigkeit der „Beurteilung" setzt sich auch nach der Geburt fort. Die Menschen beginnen, die Rolle von wagemutigen Ermittlern zu spielen, bis zu dem Punkt, an dem sie in der Lage sind, Ihnen den Prozentsatz der Ähnlichkeit des Kindes im Verhältnis zu den Eltern zu nennen. Diese Information wird Ihnen jedes Mal, wenn Sie sie treffen, mit Eifer erneut mitgeteilt werden.

Die beste Art und Weise, auf diese sterilen, unaufgeforderten Daten zu reagieren, besteht darin, ein leichtes „la-la-la-la" im Kopf zu erzeugen und gleichzeitig zu lächeln. Ich habe es an mir selbst ausprobiert und es hat funktioniert!

Die andere Phase des unaufgeforderten Urteils setzt sich fort, wenn das Kind anfängt, etwas zu tun, egal was. Sogar ein Rülpsen ist für Kommentare ausreichend wie: „Er ist genau wie sein Vater", oder „sein Vater hat das als Baby auch gemacht". In diesem Fall ist die von mir vorgeschlagene Technik völlig in Ordnung, aber Sie können den unaufgeforderten Kommentaren auch hinzufügen, dass Ihr Kind seine eigenen Gene hat und Sie weder von Ihnen noch von Ihrem Partner eine Fotokopie erstellt haben.

Vergessen wir nicht einen weiteren wichtigen Schritt, der in der Regel immer damit beginnt: „Früher habe ich es so gemacht". Diesen Kommentar können sie entgegnen mit: „Das hast du damals richtig gemacht. Ich mache es heute eben so." Lächeln Sie und fahren Sie mit dem heilsamen „la-la-la-la" fort.

Dieser Absatz ist absichtlich ironisch, denn ich möchte, dass Sie beim Lesen dieser Worte lächeln, und das ist genau die Haltung, die Sie gegenüber all denen einnehmen sollten, die Ihnen sagen, wie Ihr Kind aussieht, was Sie tun, fühlen oder versuchen sollen. Schalten Sie diese Leute aus und hören Sie nicht auf sie, denn sie sprechen nicht für *Sie*, sondern für sich selbst.

Der Gedanke oder das Urteil einer anderen Person bleibt immer „ihr Gedanke" und sollte unter keinen Umständen „Ihrer" werden, wenn Sie ihn nicht teilen. Während der Schwangerschaft haben Sie so viele nützliche Gewohnheiten erlernt. Dieses Konzept gilt auch für die Menschen, mit denen Sie zu tun haben. Denken Sie daran: „Ihr Kopf ist ein wunderschöner Garten, lassen Sie ihn nicht zu einem Papierkorb werden, voll mit den Worten anderer Leute!"

KAPITEL 2

Kleidung, Accessoires und Ausrüstung

Wenn Sie eine „**Geburtsliste**" erstellt haben, haben Sie wahrscheinlich schon fast alles, was Ihr Baby im ersten Lebensjahr brauchen wird, aber denken Sie daran, dass Sie nicht aus dem Krankenhaus zurückkommen und schon alles haben müssen. Es ist sogar besser, das Haus nicht mit Dingen vollzustopfen, die Sie nie brauchen werden; denn wie Sie wahrscheinlich schon gemerkt haben, braucht ein neugeborenes Baby nicht so viele Dinge.

Was auf keinen Fall fehlen darf, ist **ein gesetzeskonformer Kindersitz**, der nach den Anweisungen des Herstellers im Auto installiert wird. Für alles andere gibt es Zeit!

In diesem Kapitel werden wir gemeinsam entdecken, was bei der Geburt eines Babys wirklich gebraucht wird, angefangen bei der Kleidung.

2.1 Welche Kleidung ist zu wählen?

Der erste Rat, den ich Ihnen bezüglich der Babyausstattung geben kann, ist, gebrauchte Kleidung von den Kindern Ihrer Freunde, Schwestern, Cousins usw. anzunehmen!

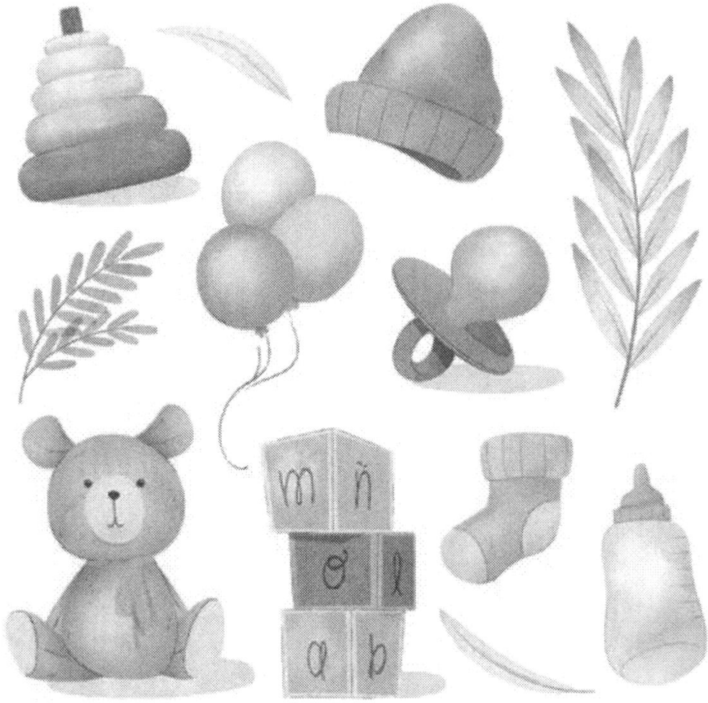

Die Kindergrößen ändern sich in unglaublicher Geschwindigkeit, und Sie werden sich dabei ertappen, dass Sie Kleidungsstücke, die Sie nur einmal getragen haben oder an denen sogar noch das Etikett klebt, weggeben oder auf den Dachboden legen müssen. Um also unnötige Verschwendung zu vermeiden, sollten Sie das, was andere Mütter Ihnen schenken, als Geschenk annehmen, und natürlich die Kleidung Ihres Kindes verschenken, wenn sie ihm nicht mehr passt.

Hier sind die Kleidungsstücke, die in der Garderobe eines Babys nicht fehlen dürfen:

- 10 Baumwollshirts (lang- oder kurzärmelig, je nach Jahreszeit)
- 10 einteilige Anzüge mit Knöpfen (auch hier hängt das Material von der Jahreszeit ab, es gibt Chenille, Plüschbaumwolle und leichte Baumwolle)
- 3-4 Pyjamas
- einige Paar Socken
- eine gute Anzahl von Lätzchen (ich kann Ihnen versichern, dass es nie genug sind!)
- quadratisches Kapuzenhandtuch (Bambus oder Baumwollmusselin: das Material muss natürlich, atmungsaktiv und saugfähig sein)
- Mulltücher
- Schlafsack: Dies ist ein Schlafanzug, der unten und an den Seiten geschlossen ist und eine sehr nützliche Alternative zu Bettlaken und Decken darstellt. Es gibt Modelle für den Winter und andere, die leichter sind; am häufigsten werden die Modelle mit Hängeärmeln verwendet, die die Arme des Babys frei lassen. Ich habe den Schlafsack schon oft für meine Kinder benutzt und kann ihn nur empfehlen, er ist praktisch und vielseitig!
- Laken und Bezüge
- 2 Mützen
- Fäustlinge
- eine wattierte Daunenjacke oder einen Winteranzug

Denken Sie daran, dass alles, was ich aufgelistet habe, aus hypoallergenen, weichen und atmungsaktiven Stoffen wie Baumwolle hergestellt sein muss. Vermeiden Sie synthetische Stoffe.

Denken Sie auch daran, dass das Neugeborene angemessen, aber nicht übermäßig zugedeckt werden sollte: Ihm ist nicht kälter als Ihnen!

2.2 Welche Gegenstände Sie für Ihr Baby auswählen sollten: Schnuller, Saugflaschen, Spielzeug und nützliches Zubehör

Die wirklich unverzichtbaren Dinge für die ersten Lebensmonate Ihres Babys sind nicht viele. Hier sind einige, die ich bei meinen Kindern als sehr nützlich empfunden habe:

Windeleimer: Dieses Werkzeug ist sehr nützlich, wenn Sie Wegwerfwindeln verwenden. Es handelt sich dabei um einen Behälter mit Beuteln, in denen die Windeln versiegelt werden, sobald sie in den Behälter geworfen werden, wodurch eine Geruchsisolierung gewährleistet wird. Es gibt Windelsäcke verschiedener Marken und zu Preisen zwischen 25 und 90 Euro, zu denen noch die Kosten für die Beutel (Nachfüllpackungen genannt) hinzukommen.

Ergonomischer Tragesitz oder Babytrage: Beide sind sehr bequem und praktisch, aber für ein Neugeborenes ist der Tragesitz empfehlenswerter, da er das Baby vollständig umhüllt und es sich im Kontakt mit seiner Mutter sicher fühlt. Nach einigen Monaten kann man auf den Tragesitz umsteigen, wenn das Baby aktiver wird und sich bewegen möchte.

Babywippe: Die Babywippe ist ein Zubehörteil, das ab den ersten Lebenswochen verwendet werden kann und über eine verstellbare Rückenlehne und weiche Sicherheitsgurte verfügt. Es ist kein unverzichtbarer Gegenstand, kann aber nützlich sein, um das Neugeborene im Haus herumzutragen und uns Eltern etwas Ruhe zu verschaffen.

Natürlich kann man das Baby nicht stundenlang in der Babywippe lassen, sondern höchstens zweimal am Tag eine halbe Stunde. Nach dem sechsten Lebensmonat wird die Verwendung dieses Zubehörs nicht mehr empfohlen, da es durch die Bewegungen des Babys umkippen kann.

Babyflaschen, Flaschenwärmer und Sterilisatoren: Diese Gegenstände sind unverzichtbar, wenn Ihr Kind mit Säuglingsnahrung ernährt wird, aber nutzlos, wenn Sie stillen. Ich empfehle Ihnen jedoch, für den Fall der Fälle eine Flasche zu Hause aufzubewahren.

Milchpumpe: Wenn Sie stillen, benötigen Sie möglicherweise eine Milchpumpe (ein Gerät zum Abpumpen von Muttermilch), falls Sie Ihre Milch aufstocken müssen. Es gibt manuelle und elektrische Milchpumpen auf dem Markt, und wenn Sie keine kaufen wollen, können Sie eine in der Apotheke mieten.

Mobile: Ein Mobile mit Lichtern und Musik, das am Kinderwagen oder über dem Kinderbett befestigt werden kann, kann nützlich sein.

Spieldecke: Spieldecken sind weiche Matten mit zwei gekreuzten Bögen, an denen Spielzeug und kleine Puppen aufgehängt werden. Es handelt sich um eine Art Zubehör, das in der Regel ab drei Monaten verwendet wird, und meiner Meinung nach ist es eine gute Anschaffung, denn Babys haben viel Spaß daran, die verschiedenen Spielzeuge, die sich bewegen, zu berühren. Es hält sie lange Zeit bei Laune und beschäftigt sie!

Stillkissen: Es gibt mittlerweile alle Formen von **Stillkissen**, aber am besten geeignet ist das „Schlangenkissen“, das mit seiner ergonomischen Form hilft, das Baby beim Stillen zu unterstützen.

Schnuller: Schnuller – ja oder nein? Der Schnuller ist zweifellos ein praktischer Verbündeter für die Eltern, die ihn benutzen, um ihr Baby zu beruhigen und ihm beim Einschlafen zu helfen. Außerdem bestätigen zahlreiche Studien, dass die Verwendung eines Schnullers während des Schlafs vor dem SIDS-Risiko schützt.

Die Verwendung des Schnullers wird also bejaht, aber es ist ratsam, das Baby etwa 3-4 Wochen nach der Geburt daran zu gewöhnen, um einen guten Stillstart nicht zu gefährden. Die Saugtechnik des Schnullers unterscheidet sich nämlich von der an der Brust, und das Baby würde Gefahr laufen, verwirrt und desorientiert zu werden. Andererseits gibt es kein Problem, wenn Ihr Baby ein Fläschchen nimmt: In diesem Fall sind die beiden Saugtechniken die gleichen.

Vergessen Sie nicht, auch einen Schnullerhalter zu kaufen, der mit einer Kette an der Kleidung befestigt werden kann, damit der Schnuller nicht auf dem Boden landet.

Tasche: Sie sollten immer eine Tasche dabei haben, wenn Sie mit einem Neugeborenen unterwegs sind. In dieser Tasche können Sie Ersatzwindeln, Feuchttücher, ein Mulltuch, ein Lätzchen, einen Ersatzschnuller und Kleidung zum Wechseln unterbringen.

Was die Hygieneartikel für Ihr Baby betrifft, so müssen Sie nicht in die Apotheke gehen, denn Sie brauchen nur wenige Dinge: Windeln, ein digitales Thermometer, Feuchttücher, Zinkoxidcreme gegen Hautreizungen, ein natürliches und sanftes Reinigungsmittel für die Badewanne, eine abgerundete Schere, einen Kamm und ein feuchtigkeitsspendendes und weichmachendes Öl, das auch für empfindliche Haut geeignet ist.

2.3 Welche nützliche Ausrüstung Sie für Ihr Baby auswählen sollten: Wickelauflage, Kinderwagen, Autositz, Wickel- und Badezubehör

Auch für diese Kategorie von Gegenständen werde ich versuchen, Ihnen mit einer Liste derjenigen zu helfen, die für die Pflege eines kleinen Kindes am meisten benötigt werden. Wie wir bereits gesagt haben, muss nicht alles sofort gekauft werden. Über einige Dinge (wie z. B. einen Hochstuhl oder einen Laufstall) können Sie nachdenken, wenn Ihr Kind schon etwas größer ist.

Wickeltisch: Ich muss gestehen, dass ich noch nie einen hatte. Ich habe einfach immer ein Laken auf das Bett gelegt, um meine Kinder zu wickeln, aber um ehrlich zu sein, ist diese Lösung nicht wirklich die beste, denn das häufige Bücken am Tag belastet auf Dauer den Rücken. Ein Wickeltisch kann sehr praktisch sein, vor allem, wenn es sich um ein Modell mit Ablagen und Regalen handelt, in denen man Windeln und Tücher aufbewahren kann. Sie können es im Badezimmer oder im Kinderzimmer aufstellen, je nachdem, wie viel Platz Sie zu Hause haben.

3-in-1-Kinderwagen: Ein 3-in-1-Kinderwagen ist ein modulares System, mit dem Sie alle Komponenten, die Sie für den Transport Ihres Kindes benötigen, an einem Ort haben. Er besteht aus einem Fahrgestell, an dem abwechselnd **die Babytragetasche, die Babyschale und der Kinderwagen** befestigt werden. Die Babytragetasche, die auf das Fahrgestell des Kinderwagens aufgesetzt wird, wird in den ersten Lebensmonaten verwendet und dient oft als Schlafplatz für das Baby, auch weil sie den unbestreitbaren Vorteil hat, dass sie leicht von einem Zimmer ins andere transportiert werden kann.

Ab dem fünften oder sechsten Lebensmonat (oder auf jeden Fall ab dem Zeitpunkt, an dem das Baby seinen Kopf aufrecht halten kann) bis zum Alter von etwa drei Jahren werden Sie den Kinderwagen benutzen, um mit Ihrem Kind spazieren zu gehen, das dann beginnt, die Außenwelt zu entdecken. Der Sitz des Kinderwagens kann umgedreht werden, d. h. er kann zur Straße oder zum Elternteil hin ausgerichtet werden.

Die Babyschale hingegen ist für den sicheren Transport von Kindern im Auto ab den ersten Lebenstagen unverzichtbar: Sie ist gesetzlich vorgeschrieben und muss nach den neuesten Vorschriften zugelassen sein.

Die **Babyschale** eignet sich für ein Kind bis zu einem Gewicht von 9 kg. Danach müssen Sie einen **Autositz** kaufen, der ebenfalls alle gesetzlichen Anforderungen erfüllen muss.

Der 3-in-1-Kinderwagen ist ein Gerät, das mehrere hundert Euro kostet, aber es ist unverzichtbar und muss von höchster Qualität sein. Natürlich können diese drei Artikel auch einzeln gekauft werden, aber ein einmaliger Kauf ist praktischer und bequemer.

Badewanne: Ein weiterer unverzichtbarer Gegenstand, wenn Sie mit Ihrem Neugeborenen nach Hause kommen. Ich brauche Ihnen nicht zu sagen, dass ein Baby nicht in einer normalen Badewanne baden kann, sondern eine Babybadewanne benötigt, die in der Regel aus Kunststoff besteht und in die Badewanne oder auf die Duschwanne gestellt werden sollte. Wichtig ist, dass er an einem stabilen Ort steht, damit er nicht umkippt.

Kinderbett: Wie bereits erwähnt, verwenden viele Mütter (auch ich!) die Babytragetasche des Trios als Kinderbett für den Mittagsschlaf des Babys, zumindest in den ersten Monaten. Wenn das Baby nicht mehr in die Babytragetasche passt, ist es an der Zeit, ein Kinderbett zu kaufen, das in der Regel bis zum Alter von vier Jahren ausreicht. Wenn das Baby anfängt, im Kinderbett zu schlafen, braucht es in den ersten Monaten einen Verkleinerer, damit es sich weiterhin geschützt und umhüllt fühlt.
Es gibt Kinderbetten in verschiedenen Ausführungen und zu allen Preisen, aber das klassischste ist immer noch das Holzbett mit Stäben.

Eine interessante Alternative kann die Wiege „Next to me“ sein, die am Bett der Eltern befestigt werden kann und es der Mutter ermöglicht, das Baby zum Füttern zu nehmen, ohne das Bett zu verlassen. Im Allgemeinen wird diese Art von Wiege für die ersten Monate des Babys verwendet, aber es gibt auch solche, die bis zum Alter von vier Jahren zugelassen sind.

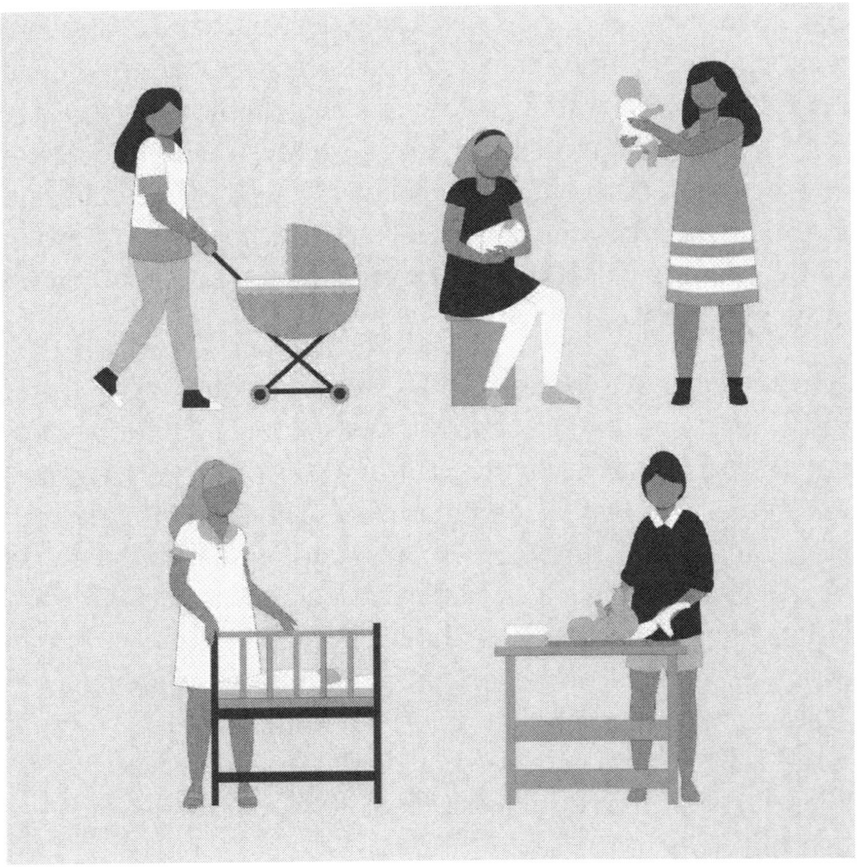

2.4 Sicherheit für Ihr Kind zu Hause

Zum Abschluss dieses Kapitels möchte ich Sie daran erinnern, dass ein Haus, in dem Kinder leben, sicher sein muss:

- Befestigung von Möbeln an Wänden
- Einbau von Sicherheitstoren, wenn Sie in Ihrer Wohnung Treppen haben
- alle Steckdosen mit Steckdosenabdeckungen versehen

- Sicherung von Fenstern und Balkontüren mit speziellen Verschlüssen
- in der Wohnung nicht rauchen
- Stoßstangen und Kantenschoner verwenden
- nur zugelassenes, ungiftiges und nicht brennbares Spielzeug kaufen
- Lassen Sie Ihr Kind beim Baden, auf dem Wickeltisch, im Bett, beim Füttern, auf dem Balkon oder im Garten nie allein.

Natürlich werden einige dieser Maßnahmen nicht sofort notwendig sein, sondern erst, wenn Ihr Kind sich umdrehen, krabbeln oder kriechen kann. Es ist jedoch immer am besten, das Haus zu sichern, sobald Ihr Kind geboren ist, damit Sie nicht unvorbereitet von irgendwelchen Gefahren überrascht werden.

KAPITEL 3

Mutterschaft und Arbeit: Wie man die Rückkehr an den Arbeitsplatz in aller Ruhe bewältigt und Urlaub, Prämien und Zulagen erhält

Das Thema, dem wir das letzte Kapitel dieses Teils gewidmet haben, ist äußerst aktuell und sensibel. Es ist bekannt, dass die Geburt eines Kindes einen tiefen Einschnitt in das Leben eines Menschen bedeutet, sowohl im privaten als auch im beruflichen Bereich. Die Hauptleidtragenden dieser „Umstrukturierung" sind in den meisten Fällen die Frauen, deren Beschäftigungsquote nach der Schwangerschaft erheblich sinkt. Die Vaterschaft wird in Deutschland fast auf dem gleichen Niveau wie die Mutterschaft anerkannt.

Der Mutterschutz

Dies ist der Zeitraum der obligatorischen Arbeitsenthaltung, der von sechs Wochen vor der Geburt bis acht Wochen nach der Geburt reicht. Das Gehalt bleibt erhalten, so dass die neue Mutter während dieser Zeit 100 % ihres Gehalts erhält.

Nach dem Verfahren wird ein Formular ausgefüllt, um der werdenden Mutter nicht zu schwere Arbeitsbedingungen zuzusichern. Ein Mitarbeiter des Mutterschaftsbüros wird dann den Arbeitsplatz der Frau aufsuchen, um zu prüfen, ob tatsächlich eine angemessene und einigermaßen leichte Arbeit verrichtet wird. Sechs Wochen vor der Geburt ist die Frau verpflichtet, ihre Arbeit zu unterbrechen, und kann erst acht Wochen nach der Geburt wieder einsteigen, wobei ihr Gehalt zu 100 % beibehalten wird. Mütter können auch in den ersten drei Lebensjahren des Kindes zu Hause bleiben und erhalten trotzdem 67 % ihres Nettoeinkommens.

Die Elternzeit

Wenn Sie nach dem Mutterschutz immer noch lieber zu Hause bei Ihrem Kind bleiben und nicht in den Beruf zurückkehren möchten, können Sie Elternzeit beantragen.

Um dieses Geld zu erhalten, müssen Sie zu einer Elterngeldstelle gehen und verschiedene Dokumente vorlegen, darunter Ihre letzten 13 Gehaltsabrechnungen. Die Elternzeit wird für maximal 14 Monate pro Familie gewährt. Wenn nur die Mutter zu Hause bleibt, kann sie das Elterngeld maximal 12 Monate lang beziehen. Wenn Papa aber auch zu Hause ist, dann werden aus den Monaten 14 und man kann das Geld jeweils ein bisschen nehmen.

Der Höchstbetrag der Zulage beträgt 1.800 EUR pro Monat. Diejenigen, die nicht arbeiten, erhalten jedoch einen monatlichen Betrag von 300 EUR.

Gibt es ein weiteres Kind unter drei Jahren in der Familie, gibt es einen kleinen Zuschlag von 75 € pro Monat.

Während der Elternzeit können Sie maximal 30 Stunden als Freiberufler arbeiten, auch für andere Arbeitgeber, aber der Verdienst wird von dem Scheck, den Sie monatlich erhalten, abgezogen.

Weitere Enthaltung

In Deutschland ist es möglich, auch nach einem freiwilligen Mutterschaftsurlaub eine weitere Zeit der Arbeitsunterbrechung zu beantragen. Grundsätzlich haben Sie das Recht, zu Hause zu bleiben, bis Ihr Kind drei Jahre alt ist. Während dieser Zeit erhalten Sie jedoch kein Gehalt, aber Ihr Arbeitgeber ist verpflichtet, Ihren Arbeitsplatz bis zu Ihrer Rückkehr zu erhalten.

Entlassung

Während des Mutterschaftsurlaubs (obligatorisch und fakultativ) sind Sie nicht kündbar.

Wenn Sie an Ihren Arbeitsplatz zurückkehren, haben Sie natürlich Anspruch auf das gleiche Gehalt wie vorher.

Kostenlose Dienstleistungen während der Schwangerschaft

Zunächst einmal sind die Standarduntersuchungen gewährleistet, die der behandelnde Gynäkologe der werdenden Mutter vorschreibt. Es gibt jedoch bestimmte Arten von Untersuchungen, die von der werdenden Mutter selbst bezahlt werden müssen. Hier hängt vieles von den einzelnen Krankenkassen ab. Einige erstatten sogar die Kosten für beispielsweise einen Test zur Feststellung bestimmter Allergien. Für weitergehende Screening- oder Ultraschalluntersuchungen, wie z. B. die morphologische Untersuchung, bieten die Standarddienste nur eine Untersuchung an. Die Geburtsvorbereitungskurse sind kostenlos, so dass sich die Frau eine

Hebamme aussuchen und Informationsabende besuchen kann, auch in Begleitung ihres Partners. Natürlich kann man das Krankenhaus, in dem man diese Kurse absolviert, frei wählen.

Dienstleistungen bei Geburten

Es besteht auch die Möglichkeit, in einem Kreißsaal mit Hilfe der diensthabenden Hebammen zu entbinden. Im Falle einer natürlichen Geburt ist ein Krankenhausaufenthalt von vier Tagen möglich. Der Kaiserschnitt gehört selbstverständlich zu den Leistungen, ebenso wie die Möglichkeit einer Epiduralanästhesie. Es entstehen keine zusätzlichen Kosten, wenn Sie sich beispielsweise für eine Entbindung zu Hause oder in einem Geburtshaus entscheiden, sofern qualifiziertes und gesetzlich anerkanntes Personal anwesend ist.

Unterstützung nach der Entbindung

In den ersten sechs Wochen nach der Entbindung wird die Betreuung durch eine Hebamme sichergestellt. Kurse, z. B. für Beckenbodengymnastik (Rückbildungskurs), können besucht werden, um den Körper wieder in die vorgeburtliche Form zu bringen. Diese Kurse sowie die Hausbesuche während 12 Wochen und die erste Nachsorge nach der Geburt des Kindes werden immer von der Krankenkasse bezahlt.

KINDERGELD: FAMILIENBEIHILFE

Die Familienbeihilfe ist eine finanzielle Unterstützung, die der Staat den Familien durch eine Überweisung direkt auf ihr Bankkonto gewährt.

Doch gehen wir der Reihe nach vor: Wer hat Anspruch auf Familienbeihilfe?

Neben deutschen Staatsangehörigen sind auch EU- und Nicht-EU-Bürger mit Wohnsitz in Deutschland förderfähig.

Darüber hinaus können auch Eltern oder der in Deutschland wohnende Elternteil, deren Kinder noch in einem anderen Land leben, oder sogar diejenigen, die keinen Wohnsitz in Deutschland haben, aber in einem Beruf arbeiten, für den sie deutsche Steuern zahlen, einen Antrag stellen.

Wie lange können Familien die Familienbeihilfe beantragen?

In der Regel bis zum 18. Geburtstag des Kindes, für das sie die Beihilfe erhalten, in einigen Fällen aber auch darüber hinaus.

Ein Beispiel betrifft behinderte Kinder, deren Krankheit bis zum Alter von 25 Jahren aufgetreten ist. In diesem Fall wird das Kindergeld auf unbestimmte Zeit gezahlt.

Es kann bis zum Alter von 25 Jahren verlängert werden für Kinder, die noch zur Schule gehen oder die eine Lehre absolvieren.

Aber ist das alles für jeden „Typ“ von Kind möglich?

Eine bizarre, aber berechtigte Frage.

Hier finden Sie eine kurze Liste der Kinder, für die Sie die Familienbeihilfe beantragen können:

- Eheliche Kinder (natürlich)
- Kinder des Ehepartners, falls Sie zusammenleben

- Pflegekinder: wenn sie bei Ihnen leben und nicht mehr in der Obhut ihrer leiblichen Eltern sind
- Die Kinder Ihrer Kinder, falls sie in Ihren Haushalt aufgenommen werden

Erfüllen Sie eine dieser Voraussetzungen und möchten Sie Beihilfen beantragen?

Also gut!

In diesem Fall bleibt mir nichts anderes übrig, als Sie auf den einfachsten Weg hinzuweisen: Stellen Sie Ihren Antrag über die Website Familienkasse.de. Wenn Sie diese Seite besuchen, finden Sie verschiedene nützliche Informationen und das entsprechende Online-Formular.

Oder besuchen Sie Familienkasse-Info.de, unter „Kindergeld" finden Sie auch alle möglichen Informationen über die Höhe der Freibeträge in verschiedenen Fällen.

Vierter Teil

„Mit Wissen und Liebe Mutter werden“

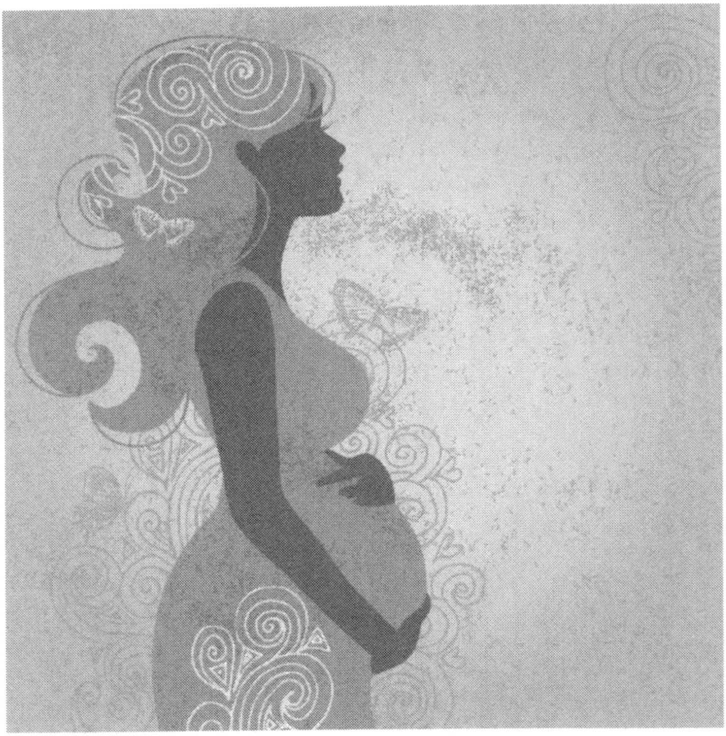

Glossar medizinischer Fachbegriffe: Erkennen und Bewältigen der Symptome der wichtigsten Erkrankungen von Mutter und Kind

Folsäure: Vitamin, das bei der Suche nach einer Schwangerschaft und zumindest im ersten Schwangerschaftsdrittel eingenommen werden sollte, da es zur Vorbeugung von Fehlbildungen wie Spina bifida unerlässlich ist.

Amniozentese: invasives Verfahren zur pränatalen Diagnose von Chromosomenanomalien. Sie wird zwischen der 14. und 19. Schwangerschaftswoche durchgeführt.

Apgar (Test): Test zur Bestimmung des Gesundheitszustands des Babys unmittelbar nach der Geburt.

Gewichtszunahme in der Schwangerschaft: Sie ist im 2. und 3. Trimester der Schwangerschaft normal und auf das Wachstum des Fötus und seiner Strukturen, aber auch auf Wassereinlagerungen und die Ansammlung von mütterlichem Fettgewebe zurückzuführen. Nach der 20. Woche wird eine durchschnittliche Zunahme von nicht mehr als 2 Kilogramm pro Monat empfohlen, also insgesamt 11-16 kg.

Beta-hCG: Hormon, das auf eine sich entwickelnde Schwangerschaft hinweist. Schwangerschaftstests basieren auf der Suche nach diesem Hormon.

Bi-Test: ist ein Bluttest, der im ersten Trimester durchgeführt werden kann, um Anomalien in den Chromosomen des Fötus festzustellen. Sie wird in der Regel mit **Nackentransparenz** durchgeführt.

Braxton-Hicks-Kontraktionen: Braxton-Hicks-Kontraktionen sind Scheinkontraktionen, die bereits im zweiten Trimester auftreten können und in einer sekundenlangen Verhärtung des Bauches bestehen.

Physiologischer Verlust: vorübergehender Gewichtsverlust, den fast alle Neugeborenen in den ersten Lebenstagen erleiden.

Kaiserschnitt: Der Kaiserschnitt ist ein chirurgischer Eingriff, der die natürliche Geburt ersetzt und durch einen Schnitt im Bauchraum und in der Gebärmutter durchgeführt wird.

Cytomegalovirus (CMV): Dieses Virus ist weit verbreitet und infiziert Menschen, insbesondere Kinder im Schulalter. Die Übertragung der Infektion, die asymptomatisch sein oder einem Grippesyndrom ähneln kann, erfolgt durch Kontakt mit Blut, Urin, Speichel, Samenflüssigkeit, Vaginalsekret und Muttermilch. Eine Frau, die sich während der Schwangerschaft mit dem Zytomegalie-Virus infiziert, kann es über die Plazenta auf den Fötus übertragen. Das Risiko für die Gesundheit des ungeborenen Kindes ist umso größer, je früher das Schwangerschaftsalter ist, in dem die Übertragung stattfindet, aber in 90 % der Fälle bleibt die Krankheit ohne Folgen. In einem von 10 Fällen kommt es jedoch zu Schädigungen des Nervensystems, Entwicklungsverzögerungen und Frühgeburten. Zu den Tests im ersten Trimester gehört der Nachweis von gegen das Virus gerichteten

Antikörpern im mütterlichen Blut, die auf eine Infektion hinweisen, die der Schwangerschaft vorausging oder während der Schwangerschaft erfolgt ist.

Koliken: Unwohlsein, das typisch für die ersten Monate eines Neugeborenen ist und in der Regel am späten Nachmittag auftritt, begleitet von oft unkontrollierbaren Schreianfällen.

Kontraktionen: Kontraktionen sind Krämpfe der Gebärmuttermuskulatur, die dazu dienen, den Gebärmutterhals zu erweitern und das Baby in den Geburtskanal zu senken.

Nabelschnur: Die Nabelschnur ist die Verbindungsstruktur zwischen dem fötalen Kreislaufsystem und der Plazenta. Sie besteht aus zwei Arterien (die das nichtsauerstoffhaltige Blut vom Fötus zur Plazenta leiten) und einer Vene (die das sauerstoffhaltige Blut von der Plazenta zum Fötus leiten), die von einem Gel mit extrazellulärer Matrix, dem so genannten Wharton-Gel, umgeben sind, das von außen durch das Amnion bedeckt wird. Normalerweise setzt die Nabelschnur in der Mitte der Plazenta an, aber manchmal ist sie exzentrisch oder verläuft ein kurzes Stück in den Membranen, bevor sie sich in der Plazenta verankert (velamentöse Insertion). Nabelschnurblut ist besonders reich an Stammzellen, die bei der Geburt entnommen, gelagert und später zur Behandlung von Krankheiten wie Leukämie eingesetzt werden können. Die Spende von Nabelschnurblut kann entweder heterolog, d. h. für die Allgemeinheit, oder autolog, d. h. zur ausschließlichen Verwendung für das ungeborene Kind oder seine Angehörigen im Bedarfsfall, erfolgen.

Indirekte Coombs-Untersuchung: Zweimalige Blutentnahme während der Schwangerschaft zum Nachweis von

Antikörpern im Blut der Mutter, die die roten Blutkörperchen des Fötus angreifen und zerstören können.

Fetales Wachstum: Die Beurteilung des fetalen Wachstums erfolgt durch serielle Ultraschalluntersuchungen, bei denen die zeitliche Veränderung bestimmter physikalischer Referenzparameter gemessen wird. Zwischen der 7. und 13. Woche entwickelt sich der Fötus konstant und unbeeinflusst von konstitutionellen, rassischen und ernährungsbedingten Faktoren, und die Messung seiner Länge vom Scheitel bis zum Steiß (CRL) ermöglicht es, den Zeitpunkt der Schwangerschaft mit einer Annäherung von etwa vier Tagen zu bestimmen. Mit fortschreitender Schwangerschaft werden der biparietale Durchmesser (Abstand zwischen den Scheitelknochen des Schädels, abgekürzt BPD), der Schädelumfang (CC), der Bauchumfang (AC) und die Oberschenkellänge (FL) berücksichtigt. Die gemessenen Werte werden auf den Wachstumskurven aufgetragen. Auf diese Weise kann überprüft werden, ob die Entwicklung des ungeborenen Kindes harmonisch und linear verläuft und keine Wachstumsverzögerung oder Verkümmerung vorliegt.

Glykämische Kurve: Test, der im dritten Trimester zur Diagnose von **Schwangerschaftsdiabetes** durchgeführt wird.

Gestationsdiabetes: Diabetes, der erstmals in der Schwangerschaft festgestellt wird.

Ultraschall: Ultraschall ist eine diagnostische Untersuchung zur Überwachung des Schwangerschaftsverlaufs. Sie wird mit einer Sonde durchgeführt, die Ultraschall aussendet, der sich bisher als unschädlich für das ungeborene Kind erwiesen hat. Die Ultraschalluntersuchung wird bei

Verdacht auf mütterliche und fötale Erkrankungen, aber auch zur normalen Überwachung des Schwangerschaftsverlaufs eingesetzt. Im Verlauf einer normalen Schwangerschaft werden drei Ultraschalluntersuchungen durchgeführt. Die erste findet im ersten Trimester (5.-13. Woche) statt und dient dazu, das Vorhandensein und die Lebensfähigkeit des Embryos sowie die reguläre Entwicklung der Schwangerschaft zu beurteilen und festzustellen, ob es sich um eine Einzel- oder Mehrlingsgeburt handelt. Dies ist die einzige Ultraschalluntersuchung, bei der die Schwangerschaft korrekt datiert werden kann, wodurch das vermutete Geburtsdatum korrigiert werden kann. Danach folgt der morphologische Ultraschall (19.-23. Woche), bei dem die Anatomie des ungeborenen Kindes analysiert und einige der häufigsten Fehlbildungen diagnostiziert werden. Schließlich unterzieht sich die werdende Mutter dem Wachstumsultraschall (28.-32. Woche), bei dem das Gewicht geschätzt und das regelmäßige Wachstum des Fötus überwacht wird.

Endometrium: Das Endometrium ist die innere Auskleidung der Gebärmutter und unterliegt morphologischen und funktionellen Veränderungen, die eng mit den Phasen des Menstruationszyklus verbunden sind. Viele Frauen leiden an Endometriose, einer Frauenkrankheit, die durch eine abnorme Ansammlung von Gebärmutterschleimhautzellen außerhalb der Gebärmutter verursacht wird und starke Schmerzen und Darmbeschwerden verursacht.

Epiduralanästhesie: örtliche Betäubung während der Wehen zur besseren Schmerzkontrolle.

Gestose (oder Präeklampsie): eine potenziell gefährliche Schwangerschaftskomplikation, die durch hohen Blutdruck und Eiweiß im Urin gekennzeichnet ist.

Zwillingsschwangerschaft: Bei einer Zwillingsschwangerschaft entwickeln sich zwei oder mehr Embryonen (und dann Föten) gleichzeitig. Wenn sich 3 bzw. 4 Embryonen entwickeln, spricht man von einer Drillings- oder Vierlingsschwangerschaft. Etwa 3 von 100 Schwangerschaften sind Zwillingsschwangerschaften, und der Prozentsatz steigt auf 20-40 %, wenn die Schwangerschaft durch medizinisch unterstützte Fortpflanzungstechniken entstanden ist. Zwillingsschwangerschaften gelten als Risikoschwangerschaften, da sie mit einer höheren Wahrscheinlichkeit von mütterlichen und fötalen Komplikationen verbunden sind. Aus diesem Grund sind häufigere Untersuchungen und Ultraschallkontrollen erforderlich als bei einer normalen Schwangerschaft.

Hyperemesis gravidarum: eine Erkrankung, die durch starke Übelkeit und sehr heftigen Erbrechens anfalle gekennzeichnet ist.

Fruchtwasser: Fruchtwasser umgibt den Fötus während der gesamten Schwangerschaft in der Fruchtblase. Es wird von den fötalen Membranen und insbesondere vom Fötus produziert, der es zunächst über die Haut ausscheidet und, sobald seine Nieren zu funktionieren beginnen, nach der Aufnahme mit dem Urin ausscheidet.

Überwachung: eine Untersuchung in den letzten Wochen der Schwangerschaft, um das Wohlbefinden des ungeborenen Kindes zu überprüfen.

Übelkeit und Erbrechen während der Schwangerschaft: Leichte bis mäßige Übelkeit und Erbrechen während der Schwangerschaft sind als normal anzusehen, meist aufgrund der Wirkung von Progesteron, das die

Magenentleerung verlangsamt. In schweren Fällen kann es jedoch zu einer Hyperemesis kommen, die durch unwillkürliches Erbrechen gekennzeichnet ist, das über das erste Trimester hinaus anhält und zu Gewichtsverlust, Dehydrierung und niedrigem Blutdruck führen kann. Diese Situation kann einen Krankenhausaufenthalt erforderlich machen.

Plazenta: Die Plazenta ist das Organ, das die Entwicklung des Fötus während der Schwangerschaft unterstützt. Der Austausch von Stoffen und Nährstoffen zwischen dem mütterlichen und dem fötalen Blut findet über die Plazenta statt. Darüber hinaus ist es der Ort intensiver Hormonproduktion und komplexer immunologischer Phänomene.

Prenatal Safe: eine nicht-invasive Alternative zur Chorionzottenbiopsie und **Fruchtwasseruntersuchung** zur Beurteilung möglicher Chromosomenanomalien beim Fötus. Diese Untersuchung kann ab der zehnten Schwangerschaftswoche durchgeführt werden.

Medizinisch unterstützte Fortpflanzung: Als medizinisch unterstützte Fortpflanzung gelten alle Verfahren, bei denen menschliche Eizellen, Spermien oder Embryonen im Rahmen eines Projekts behandelt werden, das darauf abzielt, bei Paaren mit Fruchtbarkeitsproblemen eine Schwangerschaft zu erreichen. Je nach den verschiedenen Problemen, die der Unfruchtbarkeit zugrunde liegen, gibt es unterschiedliche Techniken, die von der einfachen Stimulation der Eierstöcke mit Hormonen bis zur In-vitro-Erzeugung von Embryonen reichen, die dann in die Gebärmutterhöhle übertragen werden.

Progesteron: Progesteron ist ein Steroidhormon, das zur Gruppe der Progestine gehört. Bei Frauen im gebärfähigen Alter wird es vom Gelbkörper und der Plazenta ausgeschieden.

Blasensprung: Riss der Fruchtblase, der unmittelbar vor oder während der Wehen auftritt. Es ist ein deutliches Zeichen für eine bevorstehende Geburt.

Vaginaler/rektaler Abstrich: Abstrich, der am Ende der Schwangerschaft durchgeführt wird, um das mögliche Vorhandensein von Streptokokken der Gruppe B nachzuweisen.

Schleimpfropfen: Schleimschicht, die sich zu Beginn der Schwangerschaft im Gebärmutterhals bildet. Der Verlust des Pfropfens ist eines der Anzeichen dafür, dass die Geburt unmittelbar bevorsteht.

Toxoplasmose: Toxoplasmose ist eine durch den Einzeller *Toxoplasma gondii* verursachte Infektion, die in der Regel durch Katzen oder durch den Verzehr von rohem oder unzureichend gegartem Fleisch, roher Wurst oder ungewaschenem rohen Obst und Gemüse übertragen wird. Bei Erwachsenen zeigt die Krankheit keine Anzeichen, kann aber zu schweren Missbildungen des Fötus führen, wenn sich eine Frau zum ersten Mal während der Schwangerschaft infiziert. Die Diagnose wird durch einen Bluttest auf spezifische Antikörper gestellt. Ist der Test negativ, besteht für die Frau ein Ansteckungsrisiko, und sie sollte für die Dauer der Schwangerschaft den Kontakt mit Katzen vermeiden, rohes Gemüse und Obst nur nach gründlichem Waschen essen, sich gründlich die Hände waschen (insbesondere nach der Gartenarbeit oder dem Berühren von rohem Fleisch) und nur gut durchgegartes Fleisch verzehren. Außerdem muss der Test während der Schwangerschaft jeden Monat wiederholt werden, um eine Infektion frühzeitig zu erkennen und zu behandeln.

Nackentransparenz: eine Ultraschalluntersuchung, die im ersten Trimester durchgeführt wird, in der Regel in Verbindung mit dem **B-Test**, und die es ermöglicht, die Wahrscheinlichkeit von Fehlbildungen des Fötus zu beurteilen.

Wehen: Prozess, der durch die fortschreitende Erweiterung des Gebärmutterhalses (von 0 bis 10 Zentimeter) zur Geburt des Kindes führt.

Villozentese: Invasives Verfahren, das um die 12. Schwangerschaftswoche durchgeführt werden kann, um Anomalien des Fötus zu diagnostizieren.

Bibliographie und Informationsquellen

www.bmfsfj.de

https://www.fruehe-chancen.de/

https://familienportal.de/

https://www.arbeitsagentur.de/

https://www.eu-gleichbehandlungsstelle.de/

http://www.flaschenmilch.de/

https://www.rossmann.de/de/baby-und-spiel-zeug/c/olcat1_2

https://www.familienplanung.de/beratung/

https://www.elternsein.info/

https://www.bundesstiftung-mutter-und-kind.de/

https://www.schwanger-und-viele-fragen.de/de.html

https://www.frauenaerzte.de/

https://www.baer.bayern.de/

https://eltern.bke-beratung.de/views/home/index.html

https://www.fruehehilfen.de/

https://www.nummergegenkummer.de/

https://www.dksb.de/de/startseite/

https://www.bke.de/?SID=0DA-41E-DAC-84C

https://www.infektionsschutz.de/coronavirus/psychische-gesundheit/

https://nina-info.de/

https://ecpat.de/

https://www.ojeichwachse.de/

https://www.dshs-koeln.de/sport-und-schwangerschaft/

https://www.mamaworkout-online.de/

Nützliche Telefonnummern

- Familienkasse (Montag bis Freitag 8:00 bis 18:00 Uhr): Anträge auf Kindergeld und Kinderbetreuungsgeld: 0800 4 5555-30
- Mitteilungen über die Frist für die Zahlung von Familien- und Kinderzulagen: 0800 4 5555-33
- Hilfetelefon „Gewalt gegen Frauen", deutschlandweit erreichbar, 24 Stunden am Tag, anonym: 08000 116 016
- Telefonische Beratung für psychische Gesundheit 0800 2322783
- Hotline für „Schwangere in Not" 0800 40 40 020
- Telefonseelsorge „Sexueller Missbrauch" 0800 22 55 530 (Montag, Mittwoch und Freitag: 9 bis 14 Uhr Dienstag und Donnerstag: 15 bis 20 Uhr)
- Deutschlandweit erreichbare Hotline (24 Stunden am Tag, kostenlos): 0800 1110111 und 0800 1110222

- Nummer gegen Kummer: Für Kinder und Jugendliche: 116 111
  für Eltern: 0800 111 0 550

Die besten Apps zum Herunterladen

- Meine Schwangerschaft & Baby
- Schwangerschaft + Tracker-App
- Musik für Schwangerschaft
- Wehentimer (schmerzbezogen)
- Schwangerschaft Tag für Tag
- Baby Tracker - Neugeborenes Füttern, Schlafen, Windeln
- 10000 lustige Witze
- Baby- und Stilltracker
- BabyTime (Verfolgung und Analyse)
- Schwangerschafts-Tracker
- Meine Schwangerschaft & Baby

Empfohlene Lektüre

- Die Hebammensprechstunde, Ingeborg Stadelmann
- Schwangerschaft und Geburt: Alles, was Sie wissen müssen, Heidi Murkoff
- Alles über meine Schwangerschaft, Dr. Maggie Blott

- Das große Buch zur Schwangerschaft: Umfassender Rat für jede Woche, Franz Kainer

Fazit

Wir sind am Ende dieser außergewöhnlichen Reise angelangt, und ich danke Ihnen, dass Sie dieses Buch ausgewählt haben, um Sie auf der wichtigsten Reise Ihres Lebens zu begleiten: der Mutterschaft. Eine wunderbare Erfahrung, aber auch, wie Sie bereits gesehen haben, voller Hindernisse und unerwarteter Ereignisse.

Ich hoffe, dass meine Ratschläge Ihnen geholfen haben, die Zeit der Schwangerschaft, die Strapazen der Geburt und die ersten Monate mit Ihrem Kind zu überstehen, die zweifellos aufregend, aber auch sehr anstrengend sind, sowohl körperlich als auch psychisch.

Denken Sie daran: **Mütter werden nicht geboren und werden auch nicht in einem Augenblick Mutter, sondern** es ist ein langer und schwieriger Prozess, der Opfer, Selbstverleugnung und ein großes Verantwortungsbewusstsein erfordert. Aber die Mutterschaft ist auch **eine einzigartige und unersetzliche Erfahrung,** und wenn wir dann Mütter werden, erwerben wir Superkräfte, die uns die Fähigkeit verleihen, mit jeder Situation fertig zu werden. Aber das haben Sie ja schon verstanden, nicht wahr?

⭐ 2 Bonus ⭐ „Schwangerschaftstagebuch“

Möchten Sie Ihr „Schwangerschaftstagebuch“ **GRATIS**?

Es ist ganz einfach, scannen Sie einfach den untenstehenden QR-Code.

Sie können es auch in hoher Auflösung ausdrucken, um jedes Detail zu notieren und sich noch Jahre später daran zu erinnern. Diese Seiten werden Ihr Herz erfüllen, wenn Sie sie in Zukunft wieder lesen, glauben Sie mir! ❤

„Ernährung in der Schwangerschaft und einen Ernährungsplan im PDF-Format als Geschenk“

P.S. Fast hätte ich es vergessen: Wenn Ihnen das Buch „MEIN ERSTES BABY" gefallen hat, wäre ich Ihnen sehr dankbar, wenn Sie eine nette Rezension auf amazon.de hinterlassen würden. Für uns unabhängige Autoren sind Rezensionen von entscheidender Bedeutung und die einzige Möglichkeit, mit den millionenschweren Verlagen, die den Markt kontrollieren, zu konkurrieren.

Printed in Germany
by Amazon Distribution
GmbH, Leipzig

29891823R00077